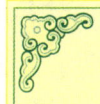

国医绝学百日通

肝病食疗与按摩

李玉波　翟志光　袁香桃◎主编

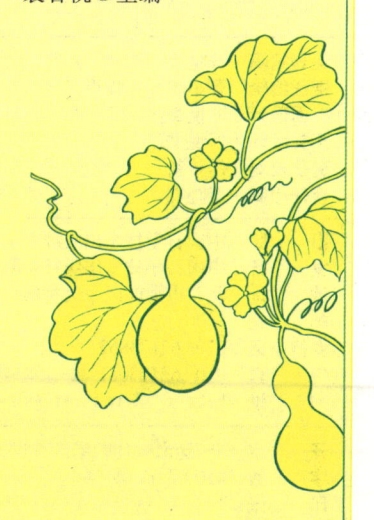

中国科学技术出版社
·北京·

图书在版编目（CIP）数据

肝病食疗与按摩 / 李玉波, 翟志光, 袁香桃主编. —— 北京：中国科学技术出版社，2025.2
（国医绝学百日通）
ISBN 978-7-5236-0766-4

Ⅰ. ①肝… Ⅱ. ①李… ②翟… ③袁… Ⅲ. ①肝疾病—食物疗法②肝疾病—按摩疗法(中医) Ⅳ. ①R247.1 ②R244.1

中国国家版本馆CIP数据核字（2024）第098690号

策划编辑	符晓静　李洁　卢紫晔
责任编辑	曹小雅　王晓平
封面设计	博悦文化
正文设计	博悦文化
责任校对	吕传新
责任印制	李晓霖

出　　版	中国科学技术出版社
发　　行	中国科学技术出版社有限公司
地　　址	北京市海淀区中关村南大街 16 号
邮　　编	100081
发行电话	010-62173865
传　　真	010-62173081
网　　址	http://www.cspbooks.com.cn

开　　本	787毫米×1092毫米　1/32
字　　数	4100千字
印　　张	123
版　　次	2025 年 2 月第 1 版
印　　次	2025 年 2 月第 1 次印刷
印　　刷	小森印刷（天津）有限公司
书　　号	ISBN 978-7-5236-0766-4 / R·3282
定　　价	615.00元（全41册）

（凡购买本社图书，如有缺页、倒页、脱页者，本社发行中心负责调换）

目录

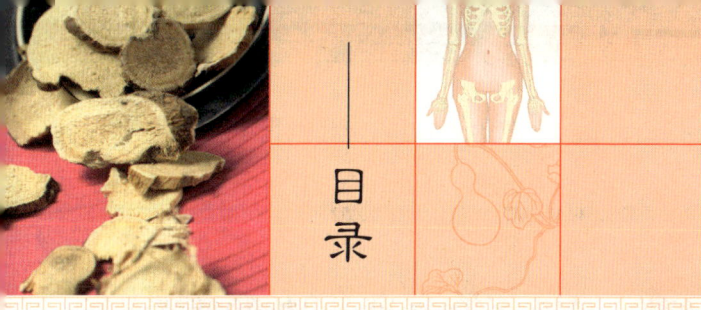

第一章 专家建议多吃的食物

冬瓜......2	山楂......12	蛤蜊......22
山药......3	猕猴桃......13	海带......23
西红柿......4	粳米......14	猪血......24
胡萝卜......5	红小豆......15	兔肉......25
南瓜......6	薏米......16	鸭肉......26
芦笋......7	大豆......17	鸡肉......27
莲藕......8	黑木耳......18	蜂蜜......28
大白菜......9	香菇......19	
梨......10	鲤鱼......20	
西瓜......11	鲫鱼......21	

第二章 专家建议不吃的禁忌食物

竹笋......30	羊肉......33	啤酒......36
鸭蛋......30	鹅蛋......33	沙丁鱼......36
鲜黑木耳......31	青西红柿......34	
韭菜......31	生姜......34	
肥猪肉......32	鲜黄花菜......35	
大蒜......32	未腌透的咸菜......35	

第三章 专家建议的常用中药

茵陈......38	赤芍......40	人参......42
苦参......39	虎杖......41	三七......43

蒲公英……44	柴胡……49	枸杞子……54
茯苓……45	白术……50	菊花……55
甘草……46	当归……51	白花蛇舌草……56
冬虫夏草……47	灵芝……52	
丹参……48	鳖甲……53	

第四章 有效养肝保肝的9种营养素

B族维生素……58	牛磺酸……61	生物素……64
维生素C……59	膳食纤维……62	卵磷脂……65
蛋白质……60	硒……63	甲壳素……66

第五章 专家推荐的最佳养肝保肝家常菜

金针菇炒双耳……68	海带三丝……70	南瓜粥……73
苦瓜藕丝……68	绿豆南瓜羹……71	玉米粉粥……73
鲜蘑焖冬瓜……69	鱼肉羹……71	酱炒苦瓜……74
薏米百合粥……69	大豆海带汤……72	香菇荞麦面……74
芦笋拌海带……70	莲枣猪血汤……72	

第六章 从头到脚的按摩自疗

身体按摩自疗……76
肝病引起的便秘……76
慢性肝炎……77
肝病引起的食欲不振……78
肝病引起的肥胖、食欲过盛……79
肝病引起的宿醉……80
手部按摩自疗……81
保养肝脏……81
慢性肝炎……83
肝病引起的便秘……84
肝病引起的全身倦怠……85

足部按摩自疗……86
肝病引起的宿醉……86
脂肪肝……87
头面部按摩自疗……89
慢性肝炎……89
肝病引起的宿醉……90
肝病引起的全身倦怠……91
耳部按摩自疗……92
脂肪肝……92

第一章 专家建议多吃的食物

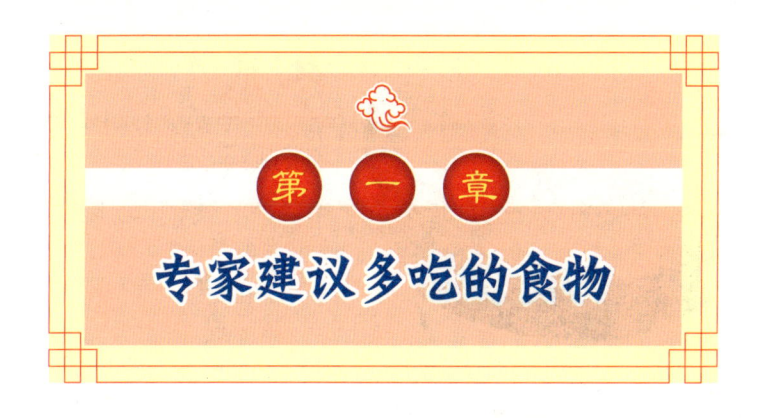

肝病患者的饮食一定要合理搭配。所谓合理搭配是指每天应该吃适当、适量的食物。适当即为一定不吃不利于病症缓解的食物，适量即为不要肆无忌惮、不加控制地进食。比如，大量食用热性食物会导致上火，从而引起咽喉肿痛、声音沙哑等症状；大量食用寒性、凉性食物，则可以引起四肢冰冷、腹痛、腹泻等症状。肝病患者的具体饮食原则如下：

◎**不宜暴饮暴食**。暴饮暴食会给肝病患者本来就脆弱的肝脏增加负担，因为肝脏要帮助人体代谢多余、超出正常范围的食物，所以这对肝病患者的健康来说是不利的。

◎**适度加大饮水量**。肝病患者通过增加饮水量，可以稀释血液的黏稠度，进而促进新陈代谢，加速体内毒素排出。

◎**晚饭时间不要太晚**。太晚进食不仅会引发肥胖症，而且会给肝病患者的肝脏造成额外负担，尤其对脂肪肝患者不利。

◎**多吃蔬菜和水果**。蔬菜和水果中含有丰富的维生素及矿物质，肝病患者适当多食有益。因此，日常饮食摄入适量蔬菜和水果对肝病患者十分有益，尤其是对正在康复中的肝病患者效果更加明显。

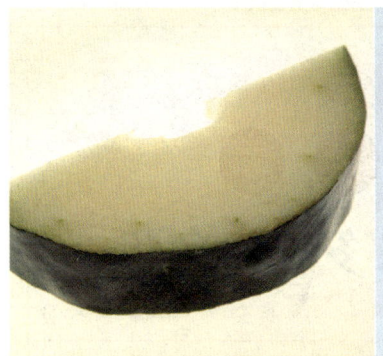

冬瓜*

有效成分

钙、磷、铁、胡萝卜素、维生素B_1、维生素B_2、维生素C、蛋白质、糖类、膳食纤维、烟酸

养肝保肝原理

冬瓜可补充肝病患者所需的多种营养成分,并具有多种功效:对急性肝炎湿热内蕴型的患者可起到清热利湿、消退黄疸的作用;对肝炎后期发展为肝硬化、肝腹水的患者具有一定的利尿消肿的功效。

经实验证明,如果每天食用冬瓜,对急、慢性肝炎的康复大有好处。如果每天能喝一碗用冬瓜皮熬的汤,康复效果更佳。

其他保健功效

清热解毒／养胃生津／消脂减肥／降血压／除烦止渴／祛湿解暑

国医小课堂

◎冬瓜与鲤鱼搭配做汤食用,对于肝硬化、肝腹水的患者有很好的辅助治疗作用。不过,在烹煮时不要加盐,否则会影响食疗的效果。
◎冬瓜皮、红小豆、薏米各30克一同煎服,有利于肝硬化、肝腹水患者消肿。
◎冬瓜性寒,是夏季食用的佳品,宜与黑木耳搭配食用。
◎脾胃虚寒、肾虚者不宜过量食用冬瓜。
◎久病滑泄、阳虚肢冷者忌食冬瓜。
◎冬瓜性寒凉,故不宜生吃。

山药*

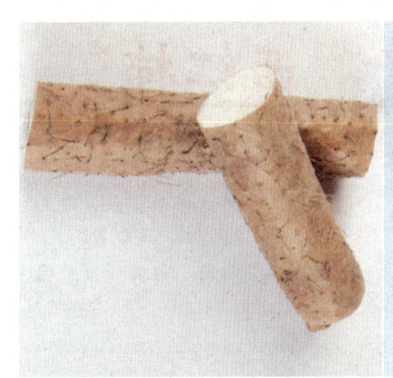

有效成分

碘、磷、钙、皂苷、黏液质、胆碱、尿素、精氨酸、淀粉酶、维生素C

【 养肝保肝原理 】

临床实验证明，山药与具有扶正祛邪作用的药物搭配使用，有较好的协同作用，对治疗慢性肝炎有很好的疗效。同时，山药还可以提高机体免疫力、促进肝细胞再生，对抑制乙肝病毒的繁衍也有作用。

中医药学研究指出，将山药、当归、白芍、党参组方，治疗慢性乙肝的疗效非常显著。

【 其他保健功效 】

健脾补肺／固肾益精／稳定血压／维持体重／防癌抗癌／预防动脉粥样硬化／排除毒素／促进血液循环／降血糖

国医小课堂

◎山药宜去皮食用，以免产生麻、刺等异常口感。
◎刚削皮的山药表面洁白如玉，但容易氧化变黑。若削皮后将其放入醋水中，则可以防止变黑。
◎用山药、红枣、粳米一起煮粥食用，可以缓解因慢性肝炎、肝硬化、脾胃虚弱泄泻、纳呆等症状引起的不适，从而达到健脾止泻的效果。
◎单食山药有收涩的作用，所以大便燥结者不宜食用。
◎山药切成碎末后食用更容易被人体吸收。

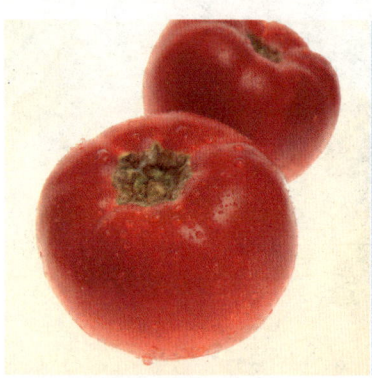

西红柿*

有效成分

胡萝卜素、番茄红素、维生素A、维生素C、维生素E、蛋白质、叶酸、膳食纤维、烟酸、钙、磷、钾、钠、碘

养肝保肝原理

肝病患者多食用西红柿,可补充多种维生素和矿物质,有利于肝细胞修复、凝血因子的补充,同时能有效保护肝细胞。

另外,肝病患者会经常出现食欲不振的现象,日常饮食多摄取西红柿可促进消化液分泌,从而改善肝病患者食欲不振的状况。西红柿中所含的番茄红素、胡萝卜素有防癌抗癌的作用,利于肝癌的防治。

其他保健功效

健胃消食／生津止渴／润肠通便／清热解毒／降脂降压／利尿排钠／抗血凝聚／预防血栓／延缓衰老

国医小课堂

◎西红柿中含有一种叫番茄碱的物质,该物质对人体有害。在烹调时若加入少许食醋,便可以有效地破坏番茄碱的成分,从而消除西红柿的毒性。

◎西红柿最好不要生吃,尤其是脾胃虚寒者和月经期间的女性更应如此;西红柿也不宜空腹食用,这是因为西红柿中含有一种化学物质,其可以与胃酸结合形成不溶于水的块状物,引起腹胀、腹痛。

◎急性肠炎、菌痢及溃疡期的患者不宜食用西红柿。

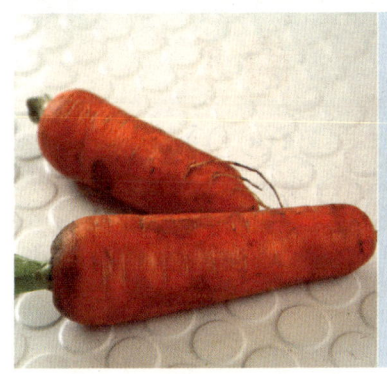

胡萝卜*

有效成分

胡萝卜素、β-胡萝卜素、膳食纤维、叶酸、维生素A、维生素B_1、维生素B_2、花青素、钙、铁、钾

【 养肝保肝原理 】

经临床实验证明,如果人体每日摄取一定量的胡萝卜素,持续一段时间后会发现体内白细胞的总数有了明显增加。所以,胡萝卜对乙型病毒性肝炎病毒感染者有很好的食疗作用。此外,胡萝卜素还是一种抗氧化剂,可以帮助人体血液中的超氧化物歧化酶清除血液中对人体细胞有害的"氧自由基",阻止致癌物质与细胞结合,从而有效防止肿瘤生长,对肝癌患者有很好的保健作用。

【 其他保健功效 】

促进肠道蠕动／促进骨骼生长／增强免疫力／降血糖／通便防癌／维持上皮组织细胞再生／防治呼吸道感染／保护视力／治疗夜盲症／防治眼睛干涩

国医小课堂

◎胡萝卜富含抗氧化物质,然而煮熟后的胡萝卜所含的抗氧化物质是未煮熟的3倍,因此胡萝卜更适合熟食。

◎"胡萝卜下酒"的吃法是不利于健康的,这是由于胡萝卜素和酒精一同进入人体后,会在肝脏中产生毒素。因此,一定要改变"胡萝卜下酒"的传统吃法,特别是在饮用胡萝卜汁后,切忌立即饮酒。

南瓜*

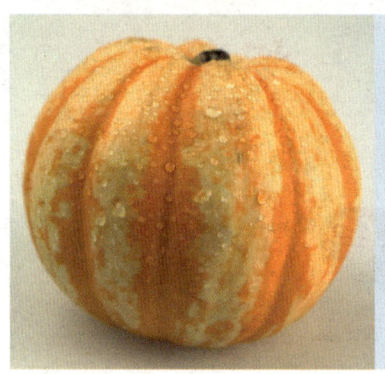

有效成分

胡萝卜素、维生素B₂、烟酸、维生素C、精氨酸、蛋白质、膳食纤维、钙、磷、铁、葡萄糖、甘露醇、戊聚糖、果胶

【 养肝保肝原理 】

南瓜是典型的高钙、高钾、低钠食材,其含有的丰富多糖是一种非特异性免疫增强剂,能提高机体的免疫功能,可有效预防肝脏病变。另外,肝病患者在患病的过程中常常表现出脾胃功能失调的情况,中医认为脾为后天之本,生化之源,主运化,统血,脾虚则不能健运。而南瓜所含的果胶可以保护胃肠道黏膜免受粗糙食物刺激,从而保护肝脏。因此,肝病患者常食南瓜,可以达到健脾、扶正的食疗效果。

【 其他保健功效 】

解毒／保护胃黏膜／助消化／降血糖／防癌抗癌／促进生长发育／防治妊娠水肿／降血压

国医小课堂

◎脚气、黄疸患者不宜食用南瓜。
◎南瓜性温,平时胃热炽盛者应少食。
◎南瓜不宜与羊肉一同食用。
◎南瓜所含成分还能促进胆汁分泌,加强胃肠蠕动,帮助食物消化。由此可见,南瓜有很好的健脾养胃功效,非常适宜脾、胃以及肝功能不佳者食用。

芦笋*

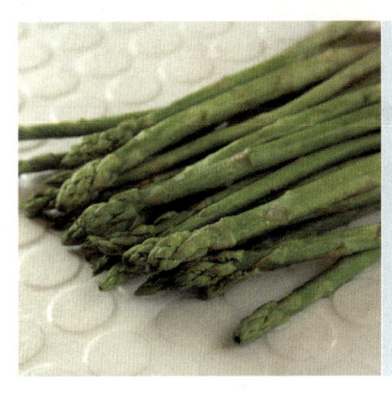

有效成分

膳食纤维、维生素A、B族维生素、维生素C、硒、钼、镁、蛋白质、多种氨基酸、碳水化合物

【 养肝保肝原理 】

肝功能异常、肝硬化患者应常吃芦笋,如用新鲜芦笋榨汁、凉拌或者将芦笋根加水煎制代茶饮用,以3个月为一个疗程,中间不要间断,对防治脂肪肝能起到很好的辅助疗效,可见,芦笋是肝病患者食疗的较好营养食品。临床应用发现,芦笋具有减轻并消除疲劳、增进食欲、调节蛋白质代谢的作用,其消脂减肥功效突出,对肝病、脂肪肝、心血管等疾病患者均有较好的疗效。

【 其他保健功效 】

帮助消化／预防心脏病／降血压／养肾／利尿

国医小课堂

◎芦笋中的叶酸容易被破坏,所以烹调过程中尽量避免高温,最佳的烹调方法是用微波炉小功率热熟。
◎在选择用芦笋辅助治疗肿瘤疾病时,应每天坚持食用,这样才能达到缓解病情的目的。
◎芦笋不宜生吃,否则会引起腹胀、腹泻等不良反应。
◎芦笋中含有微量的嘌呤,痛风患者不宜多食。

莲藕*

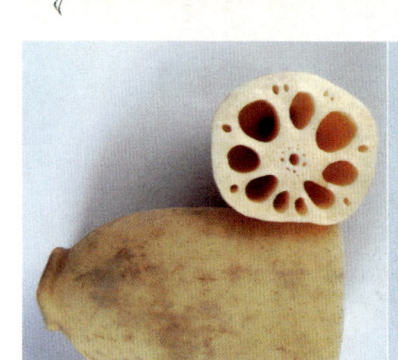

有效成分

膳食纤维、黏液蛋白、类黄酮、卵磷脂、维生素B₁、维生素C、钙

养肝保肝原理

莲藕富含淀粉、蛋白质、维生素C等营养成分,当肝病患者出现消化道出血或皮下出血、牙齿出血等各种出血症状时,通过食用莲藕可以起到止血的作用。另外,用藕粉调成甜羹作为正餐或佐餐用,有健脾开胃的功效,对肝功能低下、食欲不振的患者有很好的保健作用。

其他保健功效

养胃生津/除烦解渴/利尿通便/清热解毒/降血脂/降血压/预防感冒/美容/抗癌/预防动脉粥样硬化/控制血糖

国医小课堂

◎怀孕期间的女性不宜食用莲藕。

◎莲藕生吃清脆爽口,但对脾胃无益,所以脾胃虚寒、大便泄泻者不宜生吃。

◎采购莲藕时,最好选择藕节短、藕身粗、呈圆柱状,表面有光泽、呈乳白色,空洞小、洞中不带泥土的。这样的莲藕不仅长得好,而且营养价值高。

◎莲藕中含单宁,如果将新鲜莲藕切块直接榨汁饮用,可以缓解肠胃发炎及溃疡等症状。

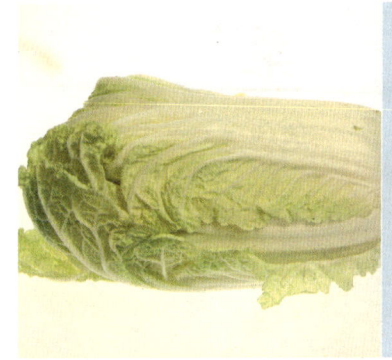

大白菜*

有效成分

维生素B₁、维生素B₂、维生素C、烟酸、胡萝卜素、钙、磷、铁、蛋白质、膳食纤维

【 养肝保肝原理 】

多数肝病患者的肝细胞与健康人群相比,更容易发生变性或坏死。肝病病情越严重,其肝细胞的抵抗力就越差,变性和坏死的情况也随之加重,从而导致肝功能退化加速。而大白菜中丰富的维生素、微量元素等,都能起到促进肝细胞修复、再生的功效,从而有利于肝功能恢复。因此,肝病患者在日常生活中应多吃大白菜。

【 其他保健功效 】

除烦解渴／清热解毒／预防感冒／养胃生津／利尿通便

国医小课堂

◎肺热咳嗽、便秘、肾病患者,宜多食大白菜。
◎大白菜性偏寒凉,胃寒腹痛、大便泄泻及寒痢者忌食。
◎将大白菜与肉类同食,可有效降低其寒性。
◎大白菜中含有少量的硝酸盐,因此变质、霉烂的大白菜绝对不能食用,因为在细菌的作用下,大白菜中的硝酸盐就会转变成对人体有毒副作用的亚硝酸盐,从而导致食用者出现严重的中毒症状,如头晕、头痛、恶心、心跳加快、昏迷等,甚至有生命危险。
◎用大白菜烹调菜肴时,最好将其切成细丝,这样更容易做熟。

梨 *

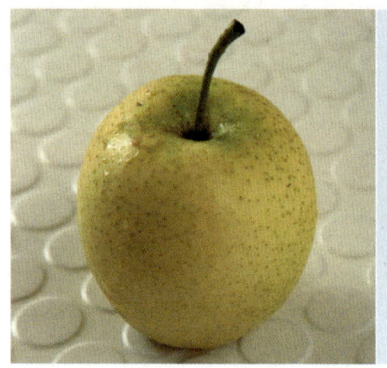

有效成分

B族维生素、维生素A、维生素C、维生素D、维生素E、蛋白质、钙、钾、磷、铁、烟酸

【 养肝保肝原理 】

梨含有丰富的糖分和多种维生素，有保肝和助消化的作用，所以梨可以作为肝炎、肝硬化患者的辅助食疗食品。

【 其他保健功效 】

保护心脏／减轻疲劳／增强心肌活力／降血压／祛痰止咳／养咽护喉／增进食欲／改善头晕目眩症状／防治动脉粥样硬化／防癌抗癌／通利大便／清心润肺／除烦利尿／清热解毒

国医小课堂

◎梨的食用方法很多，可以生吃，也可用来煮梨汤饮用，味道皆非常好。
◎梨不宜多吃，否则会使血糖升高，加重胰腺负担，糖尿病患者尤其要慎食。
◎肝炎、肺结核、便秘、急慢性气管炎、上呼吸道感染、高血压、心脏病以及食道癌患者宜经常食用。
◎脾胃虚寒、腹泻、慢性肠炎、寒痰咳嗽、伤风感冒、消化不良者以及产后女性不宜吃梨。
◎梨不宜与碱性药物一起食用，如不可与氨茶碱、小苏打等同食。梨也不宜与螃蟹同食，否则会引起腹泻。

西瓜*

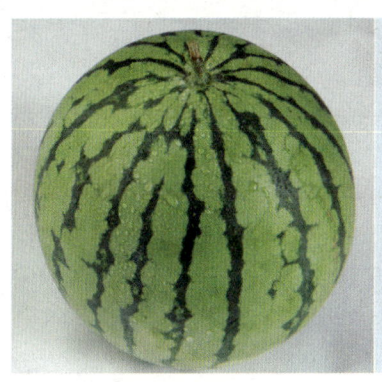

有效成分

葡萄糖、苹果酸、果糖、番茄红素、维生素A、维生素C、碳水化合物、膳食纤维、蛋白质

【 养肝保肝原理 】

西瓜中所含的蛋白酶可以把不溶性蛋白质转化为可溶性蛋白质,因此是肝炎患者应经常食用的水果,是天然的保肝良品。

另外,西瓜所含的苷类还具有降压作用,对于肝病并发高血压患者更是十分有益。

【 其他保健功效 】

清热解暑／除烦止渴／改善口渴汗多症状／利尿／防治肾炎／降血压／保持大便通畅／治疗黄疸／美容养颜

国医小课堂

◎吃完西瓜后,瓜皮不要丢弃,洗净后可用来做菜。

◎冰镇西瓜最好先放置一会儿再食用。

◎高血压患者、急慢性肾炎患者、胆囊炎患者、高热不退者宜多食西瓜;糖尿病患者应少食,如果一定要吃,也最好放在两餐之间食用;脾胃虚寒、湿盛泄泻者忌食。

◎西瓜的食用方法多种多样,可以生食、榨汁,也可以煎汤或者熬膏食用。变质后的西瓜忌食。西瓜不宜与羊肉同食。

◎西瓜为夏季水果,冬季不宜多食,应遵循季节规律。

山楂*

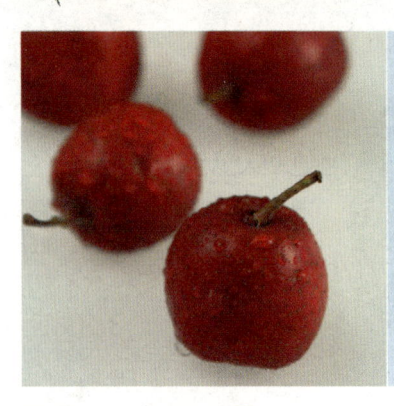

有效成分

维生素C、山楂酸类、酒石酸、柠檬酸、苹果酸、类黄酮、糖类、蛋白质、钙、磷、铁、解脂酶、齐菊果酸、槲皮素

【 养肝保肝原理 】

山楂中含有的各种果酸能有效降低脂肪在血管壁沉积,因此对于脂肪肝患者来说,可以起到很好的降脂作用。如果将山楂与枸杞子、决明子、茵陈等一起泡水喝,其保肝、护肝去脂的疗效更加显著。

【 其他保健功效 】

活血散瘀／助消化／扩张血管／增加冠脉血流量／降血压／降低胆固醇／软化血管／预防动脉粥样硬化

国医小课堂

◎购买山楂时,应以果体较大、肉厚、颜色鲜红者为佳。
◎山楂不可多食,且食用后要及时漱口,以防山楂中的某些成分对牙齿造成损伤。
◎脾胃虚弱者应不食或者少食山楂。
◎胃酸过多、消化性溃疡、龋齿患者以及正在服用滋补药品的人忌食山楂。
◎山楂可以与多种食材及中药材配合食用,如与麦芽搭配,可以起到消食导滞的作用;与川芎搭配,可起到行气活血的作用;与白术同食,可以健脾除湿。

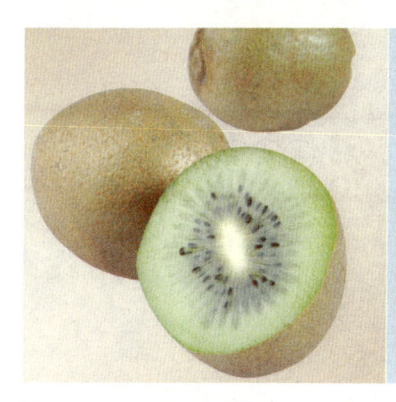

猕猴桃 *

有效成分

维生素C、糖类、蛋白质、有机酸、维生素B₁、硫、磷、氯、钠、钾、镁、钙、铁、类胡萝卜素、猕猴桃碱、氨基酸

【 养肝保肝原理 】

猕猴桃对肝损伤具有较明显的修复和保护作用。经临床应用发现,肝炎患者服用猕猴桃汁后,其自觉症状及体征都有所改善,这可能与猕猴桃具有的组织保护作用有关。

【 其他保健功效 】

清热降火／润燥通便／预防便秘和痔疮／防癌抗癌／加速血液循环／预防血栓形成／预防心血管疾病／治疗阳痿／预防糖尿病／改善抑郁症／减肥美容／预防胚胎神经管畸形／增强免疫力

国医小课堂

◎购买猕猴桃时,以个大、偏硬的为佳。
◎猕猴桃性寒,多食会伤脾胃,容易导致腹泻,因此脾胃虚寒者应慎食。
◎先兆性流产、月经过多和尿频者应忌食猕猴桃。
◎猕猴桃最好不要与牛奶同食,因为猕猴桃中含有丰富的维生素C,其极易与奶制品中的蛋白质凝结成块,不但影响消化吸收,还会使人出现腹胀、腹痛、腹泻。因此,食用富含维生素C的猕猴桃后,一定不要马上喝牛奶或吃其他乳制品。

粳米*

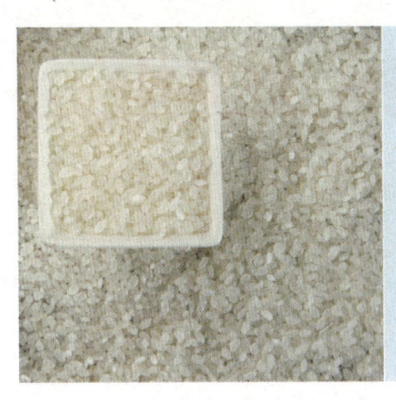

有效成分

蛋白质、氨基酸、钙、磷、铁、B族维生素、柠檬酸、苹果酸、葡萄糖、果糖、麦芽糖

【 养肝保肝原理 】

急性肝炎及慢性活动期肝炎患者大多有不同程度的消化道症状，如食欲减退、腹胀、恶心、呕吐等。这些都是因为肝功能不佳、胃肠功能下降造成的，所以急性肝炎患者的饮食应以富含维生素、多糖且易消化的清淡类食物为主，比如主食应以粳米、面粉为主。粳米主要成分为多糖，易于消化，它不仅能提供肝炎患者所需的热能，其所含的各种营养成分也是肝炎患者所必需的，有利于肝脏的修复。

【 其他保健功效 】

促进胃肠蠕动／提高免疫功能／促进血液循环／降血压／预防糖尿病／防治脚气病／祛除老年斑／预防便秘／降低胆固醇／降低心脏病发生概率／预防过敏

国医小课堂

◎优质粳米表现为颗粒均匀，坚实饱满，光滑、完整。
◎家庭购米一次不要买得太多，以防霉变，买回来的米最好放在有盖的缸、桶等容器里，并置于通风良好、气温较低的地方。
◎在食用粳米时，能"蒸"就绝对不要"捞"，因为捞饭会让粳米中所含的维生素损失。

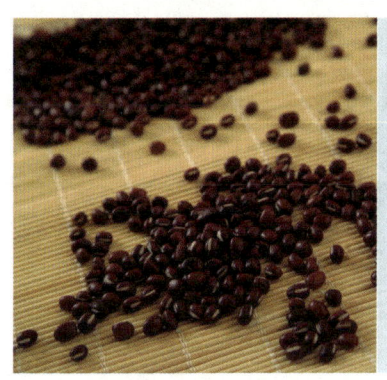

红小豆*

有效成分

膳食纤维、蛋白质、植物固醇、类黄酮、类胡萝卜素、B族维生素、维生素E、钾、钙、铁、磷、锌、硒、铬

养肝保肝原理

红小豆有独特的色泽、诱人的口味,可以增进肝炎患者的食欲,促进胃肠道的消化、吸收。对肝病后期的肝硬化、肝腹水患者也有明显的利水消胀的疗效。

现代医学研究发现,红小豆有利尿、抗菌消炎、解除毒素等作用,从而进一步证实了红小豆有消退黄疸、改善肝功能、促使肝炎康复的功效。

其他保健功效

降血压／降血脂／利水除湿／消肿解毒／滋阴补气／安神活血／降血糖

国医小课堂

◎红小豆与鲫鱼、鲤鱼配合食用不仅美味可口,还可增强其利尿退黄疸的功效,对急性乙型病毒性肝炎出现的黄疸有良好的食疗作用。

◎红小豆宜与其他谷类食品混合食用,可制成豆沙包、豆饭或豆粥,是一种很好的保健食品。

◎红小豆适宜与乌鱼或母鸡同食,这样消肿效果会更好。

◎红小豆与相思子外形相似,曾有人误把相思子当作红小豆服用而引起中毒,因此食用时一定要仔细辨别。

薏米*

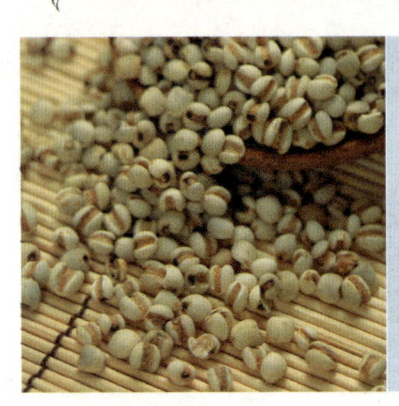

有效成分

糖类、蛋白质、不饱和脂肪酸、维生素A、维生素B_1、维生素B_2、氨基酸、膳食纤维、β-聚葡萄糖、磷、钾、钙、镁

【 养肝保肝原理 】

慢性肝炎的发病机制十分复杂,目前已知最主要的原因是免疫功能失调,包括细胞免疫功能低下、体液免疫功能亢进、循环免疫复合物积聚、自身免疫反应等。

在众多因素中,免疫功能失调是肝细胞受损伤的直接原因。而薏米则具有提高免疫力的作用,非常适合慢性肝炎患者食用。

研究表明,薏米可使肝炎患者自觉症状减轻,而且对乙型病毒性肝炎的改善有较明显的效果。

【 其他保健功效 】

促进代谢／美白皮肤／美容瘦身／帮助消化／消除水肿／强化胰岛素功能／降低胆固醇

国医小课堂

◎薏米不易煮烂,用其煮粥或煲汤时,最好提前浸泡或者多煮片刻,以防食用了夹生的米,造成消化不良。
◎消化功能较弱的儿童、体弱多病者、便秘者、尿多者及怀孕早期的女性忌食薏米。
◎成年人每天食用50～100克薏米就能达到很好的保健功效。

大豆*

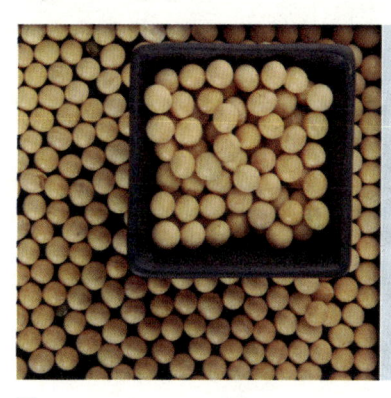

有效成分

糖类、大豆蛋白、甘氨酸、精氨酸、大豆皂素、膳食纤维、卵磷脂、大豆胜肽、大豆固醇、异黄酮素、不饱和脂肪酸、钙、硒、镁

【 养肝保肝原理 】

大豆中含有多种人体必需氨基酸,还含有丰富的无机盐及卵磷脂。这些营养成分均为肝炎康复的必需营养物质。研究发现,卵磷脂对人的肝脏具有保护作用。

另外,卵磷脂还有解酒的作用,并有很强的乳化功能,能够有效保护肝细胞、促进肝细胞的活化和再生,增强肝脏功能,起到保护肝脏不受酒精侵害的作用,从而有效地降低酒精性肝硬化、酒精性脂肪肝等症的发病率。

【 其他保健功效 】

调节血压／降低胆固醇／强化脑细胞／改善骨质疏松／促进血液循环／减轻更年期症状／降血糖

国医小课堂

◎服补铁制剂、左旋多巴、四环素类药物、茶碱类药物时不宜食用大豆。

◎大豆不宜生吃,因为大豆中的皂素、胰蛋白酶抑制剂会引发肠胃的不适症状,易产生恶心、呕吐等中毒症状,所以大豆应该煮熟后再食用。

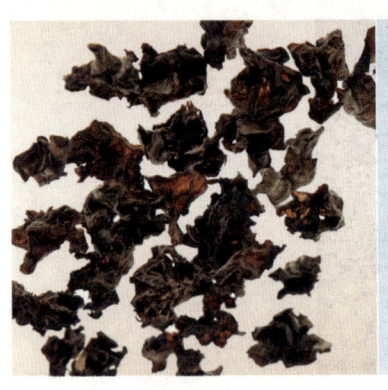

黑木耳*

有效成分

膳食纤维、卵磷脂、多糖体、胡萝卜素、维生素B_2、烟酸、镁、钙、钾

【 养肝保肝原理 】

现代医学研究表明,黑木耳所含的卵磷脂可增强免疫力、抗细胞老化,具有很好的保护肝脏的作用。研究还发现,黑木耳有抗血小板凝聚、降低血凝等作用,防止血栓形成,有助于防治动脉粥样硬化症,并具有抑菌抗炎、降血脂、降血糖等作用,对癌细胞也有抑制作用,可有效预防肝癌的产生。

【 其他保健功效 】

预防血栓形成／轻身减脂／养颜美容／提高免疫力／防治肾结石／改善便秘／降低胆固醇／降血糖

国医小课堂

◎在烹调前,应将黑木耳用温水泡发4小时以上,以除去对身体有害的物质。切记,泡发后仍然紧缩在一起的部分不宜食用。
◎黑木耳含有膳食纤维等可以吸附肠道内的有毒废物,矿山、冶金、纺织等行业从业人员可适当多食。
◎用温水泡发干黑木耳可以降低黑木耳中的光过敏物质对皮肤的刺激,避免食用后出现瘙痒、疼痛或水肿等现象。
◎黑木耳具有软便作用,容易腹泻者不宜过量食用。

香菇*

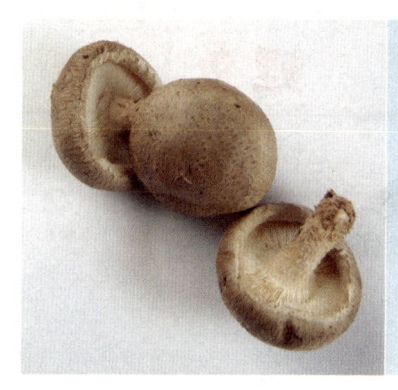

有效成分

膳食纤维、维生素A、核酸、烟酸、香菇多糖、香菇胜肽、胆碱、酪氨酸、B族维生素、氧化酶、钙、镁、锌、硒

【 养肝保肝原理 】

由于慢性肝炎多因机体免疫功能不全所导致,而香菇中所含的香菇多糖具有提高机体免疫力的作用,所以临床上多用香菇多糖类免疫增强药治疗肝炎,并取得了较好的疗效。

另外,香菇具有杀灭对人体有害细菌的作用,能诱导干扰素产生,这对乙型病毒性肝炎患者的恢复极其有益。由此可见,香菇对保肝降脂及延缓衰老也有很好的食疗效果。

【 其他保健功效 】

降低胆固醇／调节新陈代谢／消除胆结石／提高免疫力／防癌抗癌／稳定情绪／降血压／预防便秘／预防心血管疾病／强健骨骼

国医小课堂

◎香菇不宜泡发得太久,也不宜过度清洗。另外,烹制香菇时不能用铁锅或铜锅,以免造成营养流失。
◎用激素催肥的香菇禁食,以免对机体造成不良影响。
◎香菇中虽然含有多种营养成分,但是香菇伞部和蒂部含有嘌呤,因此尿酸及痛风患者不宜多食。

鲤鱼*

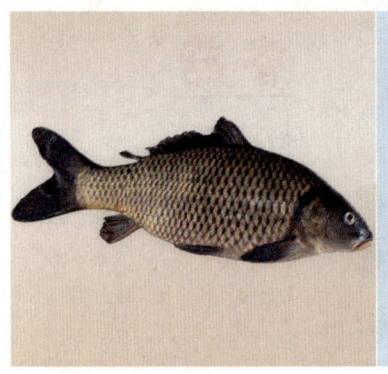

有效成分

蛋白质、氨基酸、不饱和脂肪酸、钙、磷、维生素A、维生素D

【 养肝保肝原理 】

鲤鱼具有丰富的蛋白质、不饱和脂肪酸等多种利肝成分，肝病患者可以适当食用鲤鱼制作的菜肴，以达到养肝、护肝的目的。

【 其他保健功效 】

补脾健胃／利水消肿／通乳／清热解毒／止咳下气／降低胆固醇／防治动脉粥样硬化／预防冠心病

国医小课堂

◎烹调鲤鱼时不宜放味精，因为它本身已具有很好的鲜味。
◎鲤鱼忌与绿豆、芋头、牛羊油、猪肝同食。
◎肝硬化及重度肝炎患者慎食鲤鱼。
◎患恶性肿瘤、淋巴结核、红斑狼疮、支气管哮喘、小儿痄腮、血栓闭塞性脉管炎、痈疽疔疮、荨麻疹、皮肤湿疹等疾病者忌食鲤鱼。
◎在宰杀鲤鱼的时候，一定不要将其苦胆碰破，否则会使鱼肉变苦，无法食用。
◎鲤鱼虽然营养价值高，但鱼腥味较重，烹制鲤鱼时加入适量的料酒调制，就能有效除腥，并使其味更加鲜美。

鲫鱼*

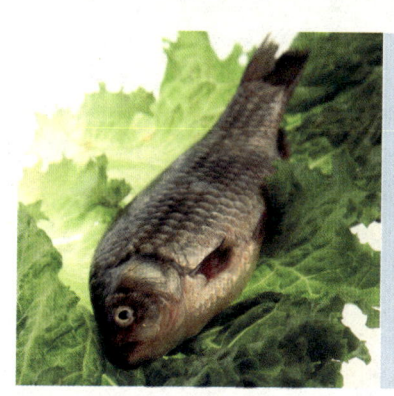

有效成分

蛋白质、氨基酸、维生素A、维生素B_1、维生素B_2、维生素E、烟酸、钙、磷、钾、钠、镁、铁、锌、硒、铜、锰

【 养肝保肝原理 】

春天气候干燥，肝火容易旺盛，因此应减少食用酸性食物，否则会使肝气更旺，伤及脾胃，从而加重肝病患者的病情。在众多适宜肝病患者食用的食物中，鲫鱼因具有补而不燥、健脾去湿等功效，并且含有丰富的营养元素，可以成为肝病患者养肝和护肝的保健食物。

【 其他保健功效 】

增强抗病能力／降血压／预防心脏病／防治慢性支气管炎／和中开胃／活血通络／温中下气／补虚通乳

国医小课堂

◎鲫鱼清蒸或煮汤营养价值最高，若经煎炸，其保肝功效会大打折扣。
◎鱼子中胆固醇含量较高，故肝病患者、中老年人、高脂血症、高胆固醇患者忌食。
◎肝硬化及重度肝炎患者慎食。
◎鲫鱼不可与大蒜、砂糖、芥菜、沙参、蜂蜜、猪肝、鸡肉、鹿肉、麦冬、厚朴一起食用。
◎吃鲫鱼前后忌喝茶。

蛤蜊*

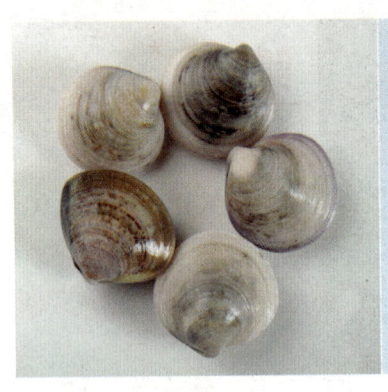

有效成分

蛋白质、氨基酸、牛磺酸、铬、镁、锌、维生素B_2、维生素B_{12}

【 养肝保肝原理 】

现代人生活、工作节奏较快,常感疲惫和焦虑。过度劳累后会出现脸色发青、长色斑、长痘的症状,这都可能是肝脏虚弱的表现。因此,维护肝脏的健康尤其重要。蛤蜊具有降低血清胆固醇的作用,兼有抑制胆固醇在肝脏合成和加速排泄的功效。食用蛤蜊等贝类食物,常使人有种清爽宜人的感觉。蛤蜊还能维持神经细胞膜的电位平衡,抗痉挛,抑制焦虑。另外,蛤蜊还能滋阴化痰,解酒保肝,是一种清补营养性食品,含蛋白质多而脂肪少,所以脂肪肝患者可经常食用。

【 其他保健功效 】

清热化痰／降低胆固醇／益精润脏／预防动脉粥样硬化／提神醒脑／保护视力／预防阿尔茨海默病／补血利尿／降血脂／促进胰岛素功能

国医小课堂

◎蛤蜊等贝类本身极富鲜味,烹制时千万不要再加味精,也不宜多放盐,以免鲜味受损。
◎蛤蜊具有容易诱发人体过敏的成分,因此过敏体质者慎食。
◎蛤蜊性偏寒,体质虚弱且易腹胀、腹泻者慎食。

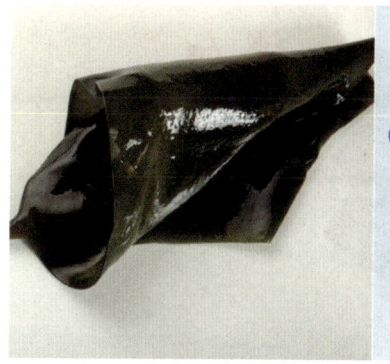

海带*

有效成分

海藻酸、牛磺酸、昆布素、β-胡萝卜素、海带氨酸、多元不饱和脂肪酸、硒、碘、岩藻多糖、甘露醇、膳食纤维、蛋白质

【 养肝保肝原理 】

海带中含有丰富的岩藻多糖,这种物质对于治疗肝硬化等肝部疾病有积极的作用。这是因为岩藻多糖大量存在于人体肺细胞中,可以生产出能大量增强肝细胞新陈代谢能力的生命基,这种蛋白质对肝硬化、肝功能衰竭等有显著疗效。另外,海带中含有丰富的牛磺酸,可降低血液及胆汁中的胆固醇含量,膳食纤维与褐藻酸可抑制胆固醇吸收,并促进其排泄,从而达到降脂轻身的目的,这对于脂肪肝患者大有裨益。

【 其他保健功效 】

软坚散结／消痰平喘／通行利水／降血压／降血糖／补血润脾／预防干眼症／利尿／消除水肿／强化骨骼／防治贫血／消炎退热／预防大肠癌

国医小课堂

◎海带中很可能含有有毒物质——砷,所以烹制前应用清水浸泡2~3小时,中间应换1~2次水,但不宜长时间浸泡,以免营养物质流失。
◎吃完海带后不要马上喝茶,也不要立刻吃酸涩的水果。
◎胃虚寒者忌食海带;患有甲亢者也不要吃海带,因海带中碘的含量丰富,会加重病情。

猪血*

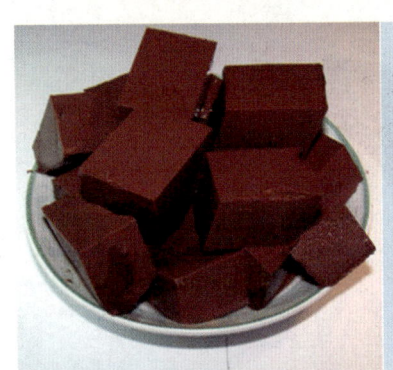

有效成分

维生素B₂、维生素C、蛋白质、烟酸、钙、磷、钾、钠、铁、锌、铜、锰

【 养肝保肝原理 】

猪血有解毒、排毒的功效，有助于肝病患者对肝脏的养护。这是因为肝脏的主要功能是排毒，而肝病患者本来肝功能就比较弱，此时适量食用一些猪血可以减轻肝脏的负担，有助于肝病患者的康复。另外，猪血的营养丰富，脂肪含量少，尤其适宜比较肥胖的肝病患者食用。

【 其他保健功效 】

解毒／治疗中风／缓解眩晕／解毒清肠／补血美容／提高免疫力／抗衰老／改善动脉粥样硬化／改善贫血／缓解神经性头痛／改善失眠多梦

国医小课堂

◎猪血不宜单独烹调，烹调时应加去除腥味的佐料。
◎猪血不宜多吃，以免增加体内胆固醇的含量。
◎病猪的血千万不可食用。
◎猪血不可与黄豆搭配食用，否则会引起消化不良。
◎猪血不宜与海带一起食用，容易引起便秘。
◎正处于患病期间的人忌吃猪血。

兔肉

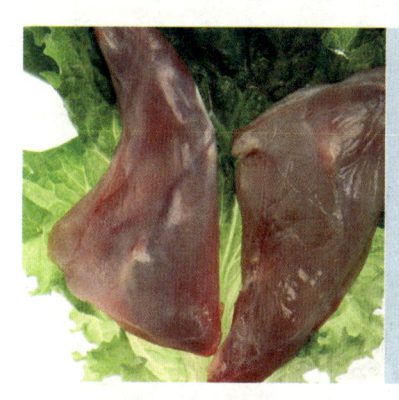

有效成分

蛋白质、糖类、无机盐、维生素A、维生素B₁、维生素B₂

【 养肝保肝原理 】

兔肉富含蛋白质、脂肪、少量糖类、钙、磷、铁及维生素等多种营养成分，尤以蛋白质含量最高。兔肉肉质细腻疏松，水分多，易于消化吸收，因此非常适合肝病患者经常食用。

【 其他保健功效 】

补中益气／止渴健脾／凉血解毒／滋阴养颜／生津止渴／治疗烫伤／预防皮肤皲裂

国医小课堂

◎兔肉和其他食物一起烹调会附和其他食物的味道，所以有"百味肉"之说。

◎兔肉不仅营养丰富，还可以与多种食材及中药材搭配食用，比如，兔肉与适量的党参、山药、红枣煮汤食用，可以改善气血不足或营养不良等病症。经常食用，效果更加明显。

◎兔肉不能与鸭肉同食，否则易造成腹泻。

◎老年人、女性、心血管病患者、糖尿病患者以及肥胖肝病患者适宜多食兔肉；孕妇、经期的女性、有明显阳虚症状的女性、脾胃虚寒者忌食兔肉。

鸭肉*

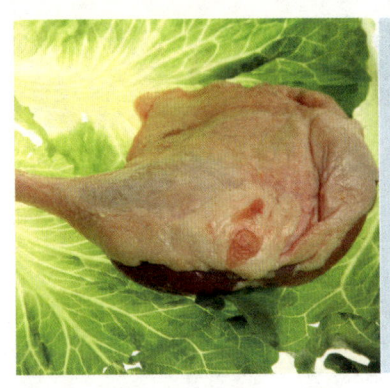

有效成分

蛋白质、泛酸、维生素A、维生素B_1、维生素B_2、烟酸、维生素E、钙、磷、钾、钠、镁、铁、锌、硒、铜、锰

【 养肝保肝原理 】

鸭肉富含蛋白质、脂肪、少量糖类、钙、磷、铁和维生素B_1、维生素B_2等营养成分。中医认为，鸭肉有滋阴养胃、养肝护肝、利水消肿等作用。用鸭肉制作的各种菜肴适合肝病患者适当食用，对有热证或阴虚证及肝硬化腹水的患者尤宜。

【 其他保健功效 】

大补虚劳／滋五脏之阴／清虚劳之热／补血行水／养胃生津／消除瘀积／清热健脾

国医小课堂

◎鸭肉中含氮浸出物比畜肉多，所以鸭肉味美。烹调时，加入少量盐，能让含氮浸出物充分溶出，使其味道更加鲜美。
◎鸭肉忌与核桃、甲鱼、黑木耳和荞麦一同食用。
◎体内有热、上火者，发低热、体质虚弱、食欲不振、大便干燥、水肿者，营养不良者，产后、病后体虚、盗汗者，女性月经少、咽干口渴者，适宜经常食用鸭肉；平时身体虚寒，胃部冷痛、腹泻清稀、腰痛及寒性痛经、肥胖、动脉粥样硬化以及慢性肠炎患者应尽量少吃鸭肉。

鸡肉*

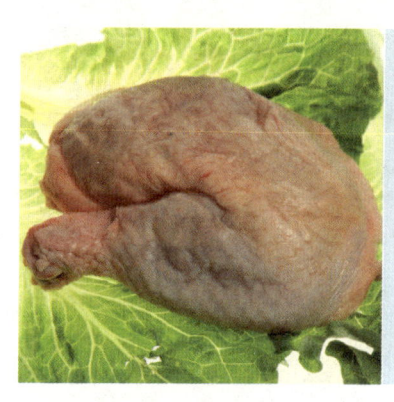

有效成分

蛋白质、维生素B_1、维生素B_2、烟酸、维生素A、维生素C、胆甾醇、钙、磷、铁

【 养肝保肝原理 】

　　肝病患者在恢复期适当吃鸡肉是有好处的。这是因为，肝病恢复期患者往往食欲不振，食用鸡肉有刺激消化液分泌的作用，可增进肝病患者的食欲，利于营养物质的消化、吸收。

　　需要注意的是，肝炎患者最好选择童子鸡炖食，这是因为其补肝肾虚亏、活血脉、益五脏等疗效更好。

【 其他保健功效 】

强壮身体／补精添髓／温中益气／提高免疫力／预防维生素C缺乏病

国医小课堂

◎鸡屁股是淋巴的集中地，也是各种细菌、病毒的仓库，烹调时最好丢弃不要。

◎痛风、动脉粥样硬化、冠心病和高血脂患者忌饮鸡汤；感冒伴有头痛、乏力、发热的人也不宜吃鸡肉。

◎鸡汤营养丰富，是居家调养的适宜食材。食用时最好汤肉一同享用。

◎鸡肉和其他肉类一样，都有不易保存的特点。因此，新购买回来的鸡肉一定要先将其洗净后再放入冰箱保存。

蜂蜜*

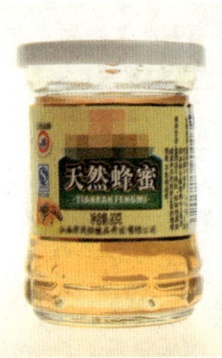

有效成分

糖类、蛋白质、钙、磷、镁、锰、铁、钾、酶类、B族维生素、维生素C、维生素D、维生素K、维生素E、维生素P、色素、花粉、挥发油

【 养肝保肝原理 】

临床应用发现,蜂蜜中的花粉对肝病患者有很好的治疗效果,因为花粉对肝脏有保护作用。另外,蜂蜜中包含丰富的生物活性物质,也可以对肝脏起到保护作用。常食蜂蜜还能促使肝细胞再生,对脂肪肝的形成起到很好的抑制作用。另外,蜂蜜还能解酒,增强人体抵抗力,对脂肪肝患者有很好的疗效。

【 其他保健功效 】

润燥通便／愈溃止痛／护肤美容／抗菌消炎／促进组织细胞再生／促进消化／提高免疫力／延年益寿／改善睡眠／抗疲劳／促进儿童生长发育／保护心血管／润肺止咳／促进钙吸收

国医小课堂

◎蜂蜜所含的糖分几乎都是单糖,极易被人体消化和吸收,是非常适合中老年人的保健品之一,被誉为"老年人的牛奶"。

◎蜂蜜不宜用开水冲泡饮用,因为蜂蜜中含有的氨基酸、维生素等营养成分,遇高温后会分解,从而失去保健价值。因此,最好用低于60℃的温开水进行冲泡,如果是夏季,也可以用凉开水冲泡饮用。

第二章
专家建议不吃的禁忌食物

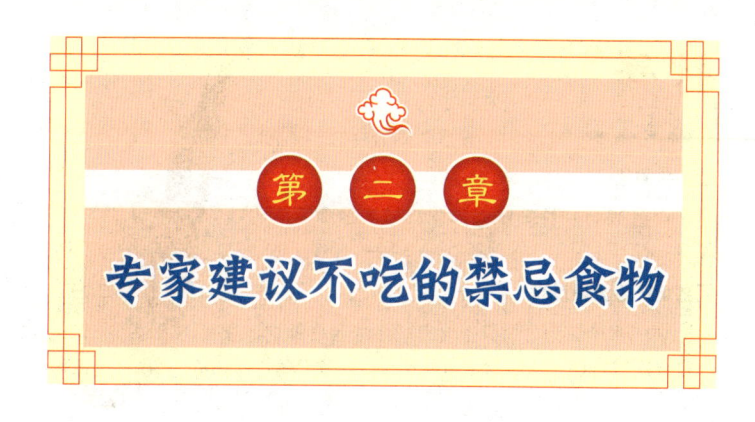

日常生活中,能够导致肝脏发生病变的有害物质很多,而这些有害物质大多是通过饮食进入人体的。因此,应充分认识这些有害物质,并尽量避开它们,例如:

◎**酒精**。酒精会影响肝脏代谢,使肝细胞膜表面的脂质成分过度氧化,从而破坏肝细胞膜。进一步发展,就会使肝细胞内的微管和线粒体等结构受到破坏,导致肝细胞肿胀、坏死,使脂肪酸的分解和代谢功能发生障碍,引起肝内脂肪沉积,形成脂肪肝。持续饮酒,就可能发展为酒精性肝炎,严重时还可能会发展为酒精性肝硬化。

◎**胆固醇**。食用过量的胆固醇容易加重肝脏的代谢负担,因此,肝病患者每天的胆固醇摄入量应控制在3毫克以内。

◎**尼古丁**。尼古丁在人体内主要靠肝和肺来代谢,大量摄入会加重肝脏的负担。另外,尼古丁还可兴奋交感神经及肾上腺髓质,增加血液黏稠度,从而堵塞小动脉,造成肝脏供血量不足,影响肝脏对营养成分的吸收。

◎**铝**。人体内摄入少量的铝是有益的,但不能过量,一旦超出60毫克,铝就会进入肝脏,损害肝细胞,对肝脏造成极大伤害。

竹笋

【忌食原因】

□不易消化

中医认为,竹笋难以消化,慢性肝病患者应该忌食。

□膳食纤维含量过高

现代医学认为,竹笋中含有较多的膳食纤维,患有严重肝病或肝硬化患者由于食道及胃底静脉曲张,大量进食膳食纤维对病情不利,有诱发大出血的隐患。所以,肝病以及肝病所致门静脉高压患者不宜多食。

【其他忌食人群】

正在发育阶段的儿童、尿路结石患者、对竹笋过敏者。

鸭蛋

【忌食原因】

□胆固醇含量过高

经常食用高胆固醇食物会加重肝脏代谢负担,从而加重肝病病情。而鸭蛋正是典型的高胆固醇类食品,所以食用过多对肝脏不利。

□高脂肪、低蛋白

据检测,每100克鸭蛋中含脂肪14.7克,而蛋白质只有13克。脂肪需在肝脏内进行代谢,过多摄入会加重肝脏代谢的负担,不利于肝功能的恢复。因此,肝炎和脂肪肝患者不宜多食鸭蛋。

【其他忌食人群】

心脑血管疾病患者、肾脏疾病患者。

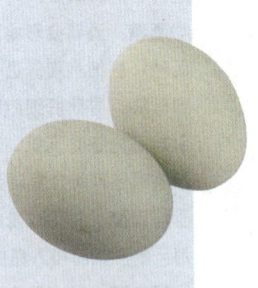

鲜黑木耳

【忌食原因】

□可导致各种并发症

鲜黑木耳中含有一种感光物质,进入人体后,该物质会随着血液流动分布到人体表皮细胞中,受太阳照射后,可引起日光性皮炎。此外,这种物质还易被喉咙黏膜吸收,导致咽喉水肿,严重时会危及生命。身体健康的人群尚且不能食用,肝病患者更应忌食,否则会加重肝病病情,甚至有生命危险。

【其他忌食人群】

所有人群皆不宜食用,下面几类人群尤其要忌食:患有出血性疾病者、腹泻者、孕妇。

韭菜

【忌食原因】

□性温热

由于慢性肝炎、肝硬化患者多有阴虚内热等症状,而韭菜烹熟后,能表现出性温的特性,凉拌或者生吃时,则表现为性热、味辛的特点,因此肝病患者不宜多食韭菜。

□膳食纤维含量高

现代医学认为,韭菜富含膳食纤维,且比较坚韧,不易被胃肠消化吸收,对肝硬化所致的胃气虚弱患者不利,所以患有肝病、胃病者应慎食。

【其他忌食人群】

阴虚火旺者、患有眼疾者、胃肠虚弱者。

肥猪肉

【忌食原因】

□高脂肪、低蛋白

营养专家指出,与瘦猪肉相比,肥猪肉含动物性脂肪高达90.8%,而蛋白质仅为2.2%。肝病患者如果摄取过多的脂肪,会加重肝脏代谢的负担,不利于肝功能的恢复,容易形成脂肪肝。

因此,肝炎患者尤其是脂肪肝患者应禁食肥猪肉。

【其他忌食人群】

高脂血症患者、高血压患者、高胆固醇患者、胃肠功能低下者、肥胖者、脑血管疾病患者。

大蒜

【忌食原因】

□促使红细胞和血红蛋白数量减少

大蒜中含有较多的挥发油,该物质可使血液中的红细胞、血红蛋白数量减少,严重时还会引起贫血,这对于脂肪肝、肝炎患者的治疗和康复是非常不利的。

因此,为了早日康复,肝病患者在患病期间应尽量少食大蒜。

【其他忌食人群】

胃溃疡患者、十二指肠溃疡患者,以及其他胃肠疾病患者,眼疾患者。

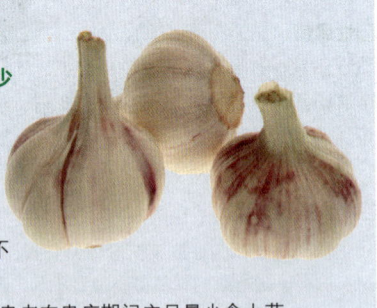

羊肉

【忌食原因】

□甘温大热

羊肉甘温大热,过多食用会促使一些病症发展,而肝病患者一般肝气较盛或者虚火上升,多食羊肉会加重病情。因此,肝病患者应少食、忌食羊肉。

□脂肪含量高

营养专家分析指出,羊肉属于高脂肪肉类,肝病患者应少食或忌食。因为摄入大量脂肪后,会加重肝脏代谢负担,使得肝病患者的肝脏不能有效地完成全部代谢功能,从而加重肝病患者的病情。

【其他忌食人群】

高血压患者、急性肠炎患者、患有感染性疾病者、发热患者。

鹅蛋

【忌食原因】

□是高脂肪的发物

现代营养学研究发现,鹅蛋的脂肪含量极高,可达11.2%。中医认为,鹅蛋是发物,容易助湿生热,加重肝病患者的病情。因此,急性肝炎、慢性肝炎、脂肪肝和肝硬化患者应忌食。

【其他忌食人群】

有内脏损伤者、冠状动脉硬化患者、心脏病患者、正在服用降压药者。

青西红柿

【忌食原因】

□会引发中毒现象

未成熟的西红柿中含有大量的龙葵素,可被胃酸水解成番茄胆碱,如果食用过多会出现恶心、呕吐等中毒症状,对肝病患者的伤害尤其严重,因此应慎食。

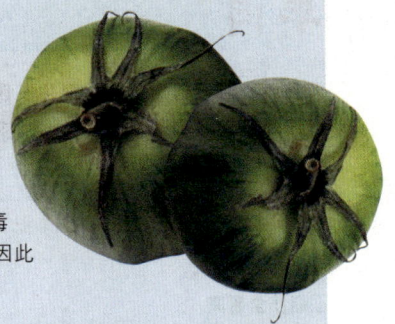

【其他忌食人群】

所有人群皆不宜食用,下面两类人群尤其不应食用:孕妇、胃肠功能低下者。

生姜

【忌食原因】

□导致肝功能失常

生姜中含有挥发油、姜辣素、树脂和淀粉等,变质的生姜还含有黄樟素。其中,姜辣素和黄樟素能导致肝炎患者的肝细胞发生变性、坏死,并促使间质组织增生,从而使肝功能失常。

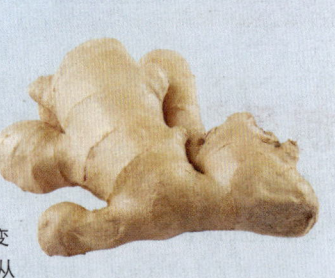

□加剧病情

肝病患者在治疗期间食用生姜,不但不能使肝脏早日恢复健康,反而会使病情加剧、恶化。因此,肝病患者在治疗期间应严禁食用生姜。

【其他忌食人群】

便秘者、阴虚者、内有实热者、痔疮患者、高血压患者。

鲜黄花菜

【忌食原因】

□有毒物质伤及脾胃

肝病患者大多会出现脾胃虚弱、食欲不振等症状,这是由其胃肠功能低下所致。而鲜黄花菜中含有一种叫秋水仙碱的有毒物质,进入人体后会被胃酸氧化成二氧秋水仙碱。这种物质会导致中毒,伤及脾胃,对于肝病患者来说更无异于雪上加霜。因此,肝病患者切忌食用未经处理过的鲜黄花菜。

【其他忌食人群】

皮肤瘙痒者、肠胃病患者。

未腌透的咸菜

【忌食原因】

□营养成分低

肝病患者对营养的需求极高,因此应常吃一些富含营养物质且清淡的食物,而未腌透的咸菜营养成分含量低,不利于肝病患者补充营养。

□有毒副作用

萝卜、雪里蕻、白菜等在腌制过程中,一般都会产生一定数量的无毒硝酸盐。如果腌制时间不足,会使无毒硝酸盐还原成有毒的亚硝酸盐。而亚硝酸盐已被证明是一种极易致癌的物质。因此,肝病患者要忌食未腌透的咸菜,否则会增加发生癌变的概率。

【其他忌食人群】

脑血管疾病患者、哮喘病患者、婴幼儿。

啤酒

【忌食原因】

□导致肝细胞坏死或病变

啤酒虽然酒精含量较低，但是仍会对肝病患者产生不利影响。因为酒精中的乙醇主要经肝脏代谢，如果大量饮用，也会使肝功能下降，损害肝脏，导致酒精性肝硬化。对于肝炎、慢性肝炎恢复期的患者来说，肝功能恢复不久，对乙醇代谢所需要的各种酶的活性还较低，分泌量也很少。加之乙醇和乙酸代谢生成的乙醛，对肝细胞具有直接毒性，可导致肝细胞坏死或变性，并影响肝脏的代谢功能。因此，肝炎恢复期以及慢性肝炎患者应忌饮。

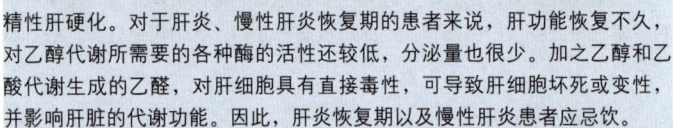

□导致肝炎复发

肝炎治愈后，肝脏功能却并不能立即恢复原状，最少也要经过6个月的调养期。在这期间，即使少量饮酒也不可取，这样会让肝功能受损，从而导致肝病复发。

【其他忌食人群】

痛风病患者、糖尿病患者。

沙丁鱼

【忌食原因】

□抑制血小板聚集

沙丁鱼中二十碳五烯酸含量较多，二十碳五烯酸的代谢产物前列环素能够抑制血小板聚集。而肝硬化患者血小板数本来就较少，若再大量食用含二十碳五烯酸较多的沙丁鱼肉，血小板凝集作用就会进一步降低，从而容易导致出血及出血后难以止住的情况。

【其他忌食人群】

痛风患者。

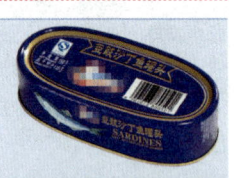

第三章 专家建议的常用中药

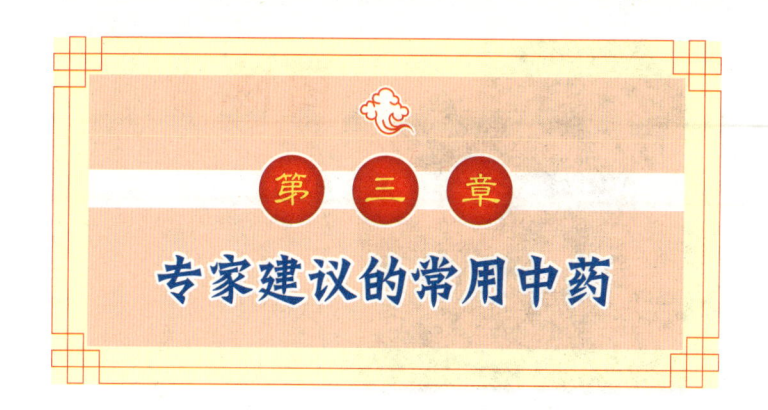

中华医药博大精深，其治病效果也越来越受到世人的瞩目，在治疗肝病方面也是如此。具体而言，中药保肝的原理如下：

◎**降低血清胆红素**。清热祛湿解毒药、疏肝利胆药以及部分凉血活血药都能有效降低血清胆红素。当肝病患者服用了这类药物后，药物会在体内发生反应，使胆汁分泌增多、胆道括约肌松弛、胆囊收缩，造成血清中的胆红素降低，从而达到消退黄疸的目的。

◎**抑制肝纤维化**。肝纤维化是慢性肝病的显著特征之一，进一步发展可能会发展成肝硬化。根据中医药学研究显示，许多中草药都具有抑制肝纤维化和吸收肝脏内已形成的纤维胶质的作用。

◎**抗炎护肝降酶**。有许多中草药都具有抗炎的疗效，如清热利湿药、疏肝利胆药等。

◎**抗乙肝病毒**。许多中草药还具有抵抗乙肝病毒的作用，使部分乙肝表面抗原由阳转阴，延缓肝癌发生，进而使肝功能恢复正常。

◎**调节免疫力**。免疫功能减弱是病毒性肝炎发病的因素之一，尤其是慢性乙肝与免疫功能的强弱关系密切，而部分中草药可提高人体免疫力。

茵陈

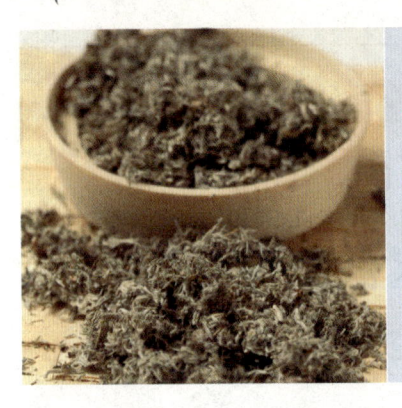

别名
茵陈蒿、石茵陈、绵茵陈、绒蒿、臭蒿、安吕草

性味归经
味苦、辛，性微寒；归脾、胃、肝、胆经。

茵陈为多年生草本或半灌木状，可以在山坡、路边生长，在我国分布较广，几乎全国各地都有。表面呈黄棕色，具纵条纹，多分枝。茵陈与附子、干姜等药配合使用，可起到除阴寒、退黄疸的作用。

保健功效

补益肝肾／滋阴明目／保养肝脏

药理作用

茵陈是治疗湿热黄疸的主药，在治疗肝病，尤其是在利胆退黄方面疗效显著，能迅速消退黄疸、退热，使肿大的肝脏慢慢康复。茵陈的毒性较低，临床用到30克也不会引起明显的不良反应。

另外，茵陈还是一种利胆剂，其对胆汁成分也有影响。服药后，胆酸明显增加，胆固醇显著减少，而且部分有毒物质的代谢也会加速，可见其对肝病患者极其有益。

国医小课堂

◎用药提示：煎服，6～15克／日；外用时要适量，煎水洗。
◎挑选秘诀：以质嫩、绵软、色灰白、香气浓者为佳。

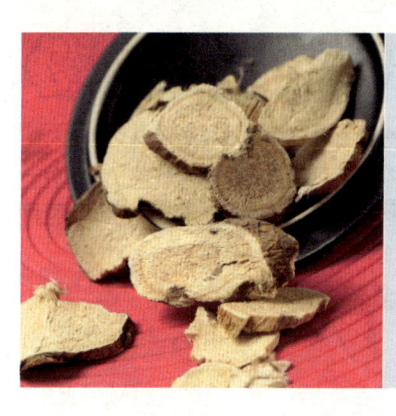

苦参

别名
苦骨、川参、凤凰爪、牛参

性味归经
味苦，性寒；归心、肝、胃、大肠、膀胱经。

苦参在我国广泛分布，多数为野生，在向阳山坡、草丛中和山麓，郊野、路边、溪沟边都可以生长。每年的6～9月为花果期。苦参的药用部位在根部，含有多种生物碱等有效成分。

保健功效

保肝养肝／清热解毒／抗菌消炎／治疗湿热／利黄疸／防治痢疾／预防肠炎／治疗皮肤瘙痒

药理作用

苦参对急性传染性肝炎、慢性乙型病毒性肝炎、肝硬化并伴有腹水症状的患者有非常好的疗效，其利尿效果显著，能加速黄疸消退。坚持服用，即使有肝肿大的症状也会慢慢恢复正常。

国医小课堂

◎苦参可引起中枢神经过度兴奋，从而导致呼吸肌痉挛麻痹，所以每日剂量不宜超过15克，且用药前须向医师咨询，请其调配用药。
◎苦参以整齐、色白黄、味苦者为佳。
◎苦参苦寒伤胃、伤阴，脾胃虚寒及阴虚津伤者慎服。

赤芍

别名

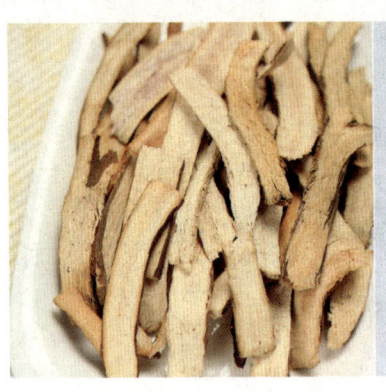

木芍药、红芍药、臭牡丹根、参幌子、野芍药

性味归经

味苦，性微寒，归肝经。

赤芍的药用部位在根部，含有芍药苷、挥发油、鞣质等多种成分，对多种病原微生物均有不同程度的抑制效果，因此是常见的入药药材。

保健功效

保肝护肝／清热凉血／散瘀止痛／扩张冠状动脉／提高耐缺氧能力／抗血小板凝聚／抗血栓／抗心肌缺血／改善微循环／降血压／镇静／消炎／镇痛／抗惊厥／预防溃疡

药理作用

根据临床研究，赤芍对重度黄疸型肝炎有很好的疗效。重度黄疸型肝炎的病症主要为血瘀、血热，而赤芍能凉血、活血、轻度扩张血管。另外，其还能改善肝脏微循环，进而减轻肝内胆汁的瘀积现象，对肝病患者的治疗具有很好的疗效。

国医小课堂

◎赤芍以外表呈红褐色，有横向突起皮孔、根痕及深纵皱，以断面平坦、色粉白或粉红且粉粒大者为佳。
◎保存时，应将赤芍放置于通风干燥处。

虎杖

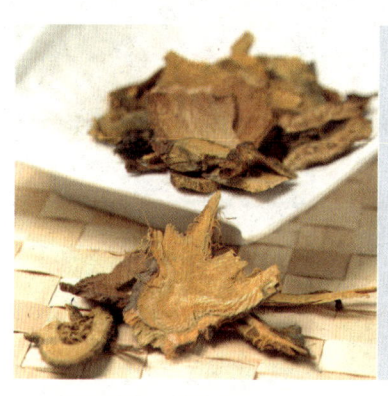

别名
大虫杖、苦杖、酸杖、斑杖、苦杖根、杜牛膝、酸桶笋

性味归经
味微苦,性微寒,归肝、胆、肺经。

虎杖是很好的药膳食材,如虎杖植株的嫩茎可以当作蔬菜食用;其根可以榨汁后饮用,将其放置在凉水中冰镇,口感更好,通常被称为"冷饮子",是很好的清凉解暑茶;汁液可加入米粉中调味,令米粉口味独特,因调过味的米粉略带酸味,所以又被称为"酸汤杆"。

【 保健功效 】

养肝护肝/清热解毒/利湿退黄/散瘀止痛/活血/化痰止咳/抗菌/抗病毒/降血糖/降血脂

【 药理作用 】

虎杖在肝病的预防与治疗中具有相当好的效果。虎杖煎剂能促进肝细胞修复、再生及减轻肝脏炎症,从而使肝功能恢复正常,黄疸消退。

国医小课堂

◎煎服,每日建议服用量为9~15克。
◎虎杖以粗壮、坚实、断面色黄者为佳。
◎虎杖所含的鞣酸遇到B族维生素就会与其永久结合。因此,如果需要长期大量服用虎杖,就应适量地补充B族维生素。

人参

别名
人衔、鬼盖、地精

性味归经
味甘、微苦，性微温，归脾、肺经。

　　人参的种类很多，主要分为野生的野山参和人工栽培的园参。其中，野山参是国家一级保护物种，十分罕见，补力最为雄厚。人参能促进消化液分泌，改善上腹胀满、腹泻、呕吐等脾胃虚弱的症状，使胃痛消失、食欲增加、排便正常。

保健功效

养肝护肝／大补元气／补脾益肺／生津止渴／安神增智

药理作用

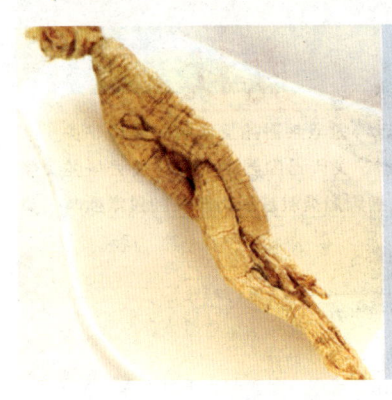

　　人参可促进肝组织再生，抑制各种病毒对肝细胞的损伤，促进肝脏蛋白质和核酸的合成，从而防止急性肝炎转变为慢性肝炎。另外，人参还能抗疲劳、抗缺氧，具有强心、降血脂、镇静、抗癌等作用。根据研究显示，人参可以提高人体对癌细胞的抵抗力，改善患者的身体状况，阻止癌细胞扩散、转移，对肝癌患者有很好的疗效。

国医小课堂

◎人参不宜与藜芦、皂角、五灵脂同服。
◎服用人参期间不宜吃萝卜、喝茶。

三七

别名
开化三七、人参三七、田七、金不换、盘龙七

性味归经
味甘、微苦,性温,归肝、胃经。

三七有止血、散瘀、消肿、定痛之功效,历来为治疗各种血症及跌打损伤之药。临床常用于治疗咳血、吐血、便血等症。不过,少数病患服用可能会出现恶心、呕吐等现象,因此用药前须向医生咨询,再依自己的体质,请医生调配合适的用量。

【保健功效】

保护肝脏／扩张血管／镇痛／抗疲劳／提高记忆力／消炎／增强免疫力／抗肿瘤／抗衰老／抗氧化／降血脂

【药理作用】

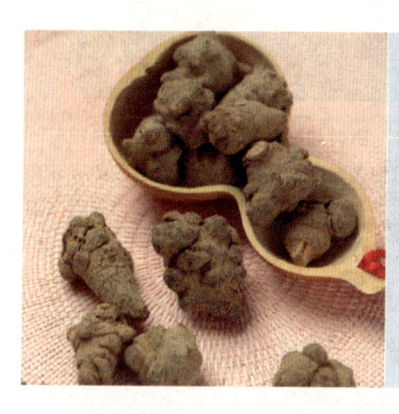

三七可改善急性肝损伤、消退黄疸、协助胆汁分泌、改善肝脏蛋白质代谢及肝功能。除此之外,还能使肝细胞发炎症状消失,防止肝细胞坏死,提高重度肝病患者的存活率。

国医小课堂

◎血虚、血热、出血者忌用。
◎对三七过敏者禁用。
◎因气血亏虚所致的痛经、月经失调的女性忌用。

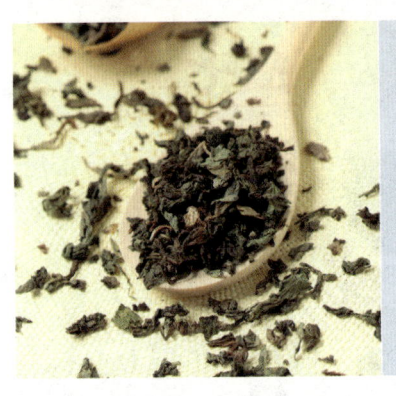

蒲公英

别名
黄花地丁

性味归经
味甘,性寒;归肺、胃、心经。

蒲公英是治疗乳痈的良药。现代医学证明,蒲公英对金色葡萄球菌、卡他球菌等有显著的抑制作用,故称其为"天然的抗生素"。蒲公英可以化热毒、消恶肿结核、解毒、散滞气、治疗一切毒虫蛇伤。另外,蒲公英也有健胃、催乳、强身健体、防癌抗癌等功效。

【保健功效】

养肝利胆／明目／清热解毒／利水消肿／益气／滋阴

【药理作用】

蒲公英具有清热解毒、利尿散结、利湿等功效,适用于湿热黄疸的治疗。另外,经临床验证,蒲公英还有减轻肝细胞脂肪变性的作用,能抗肝损伤,因此,对肝脏具有很好的保健功效。

国医小课堂

◎蒲公英的副作用较少,但大剂量服用仍然可能会出现呕吐、胃部发热、腹部不适等症状,一般不要超过60克／日。
◎不同种类的蒲公英疗效虽然大致相同,不过毕竟药理不同,不宜混用。

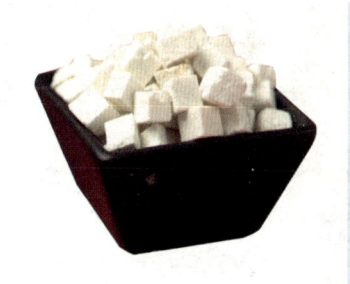

茯苓

别名

云苓、茯苓个、茯苓皮、茯苓块、赤茯苓、白茯苓

性味归经

味甘、淡,性平;归心、脾、肾经。

茯苓是利水渗湿之药,兼有健脾宁心的功效。清末时期慈禧太后虽然可以享用各种山珍海味,但仍特别喜爱茯苓饼,为此茯苓饼成为晚清时期京师名点之一。

【 保健功效 】

养肝护肝／健脾行水／宁心安神／利水渗湿

【 药理作用 】

茯苓是高级保健补品,具有增强生理活性、刺激人体免疫系统、诱生干扰素的作用,可以间接起到抗病毒、抗肿瘤、减轻化疗副作用的效果。同时,它可以增加巨噬细胞的吞噬功能,从而实现保肝降酶的目的。另外,茯苓还有明显的利尿作用,对肝损伤有保护功效。在临床上主要用于治疗急、慢性肝炎等疾病。

国医小课堂

◎阴虚湿热、虚寒滑精、气虚下陷者慎用。
◎白术与茯苓配伍,对脾虚引起的四肢浮肿、小便短少等症有很好的疗效。

甘草

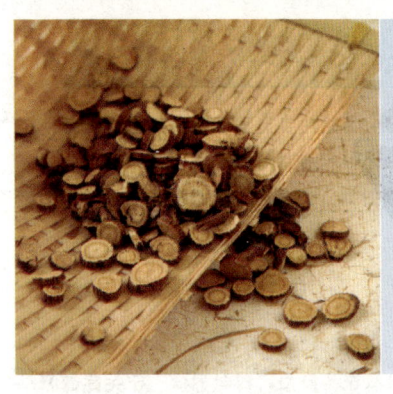

别名
国老、国老草、蜜草、蜜甘、美草、棒草、甜甘草

性味归经
味甘，性平；归心、肺、脾、胃经。

甘草是一味很神奇的药物，其有调和诸药的功效，是"虽非君而为君所宗"之药，可以缓解峻猛药物的烈性而又不失药效，可以解药毒、减轻其他药物的副作用。《本草备要》说甘草"通行十二经，解百毒药"。《本草疏证》记载，"甘草之用生、用炙确有不同，大率除邪气、治金疮、解毒，皆宜生用；缓中补虚、止渴宜炙用。"

【保健功效】

清热平肝／补中益气／润肺／止咳化痰／防治口臭

【药理作用】

甘草具有药理活性作用，能抑制肝损伤，防止肝纤维增生，降低肝硬化的发生概率，使肿大的肝脏恢复，消退黄疸。另外，甘草还对肝炎有预防作用，对胆汁瘀积型肝炎有利胆降酶的效果。

国医小课堂

◎虽然甘草的毒副作用极小，但长期大量使用也可偶见水肿、血压升高、低钾等症状。
◎在挑选甘草时，以皮薄带红色、笔直且味甘甜者为佳。

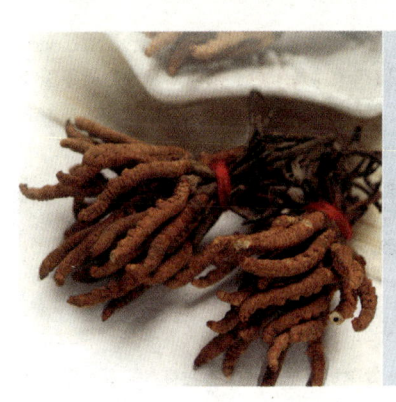

冬虫夏草

别名
虫草

性味归经
味甘，性平，归肺、肾经。

冬虫夏草是我国传统的名贵滋补药材，与天然人参、鹿茸并列为三大滋补品，它药性温和，药用价值非常广泛。如它具有抗肿瘤、调节机体免疫力、调节心血管、延缓衰老、增强常压耐缺氧能力、抗肾损伤、抗病原微生物等作用，并因其良好的功效而享誉国内外。

【保健功效】

调补肝肾／补肺平喘／止血化痰／益精壮阳／滋阴补肾／补虚益气／活血止痛

【药理作用】

在治疗肝病的功效上，冬虫夏草体现为能抗肿瘤、抗菌、镇静以及增强机体免疫力，从而起到改善肝功能的作用。

国医小课堂

◎冬虫夏草是平补药材，服用时没有特殊禁忌，能治疗久咳虚喘，但若是因感冒风寒引起的咳嗽则不适用。
◎冬虫夏草以虫体深黄色，背部具多数横皱纹，腹部有足八对，子座表面为灰褐色或黑褐色，子座断面多中空，有草菇香气者为佳。

丹参

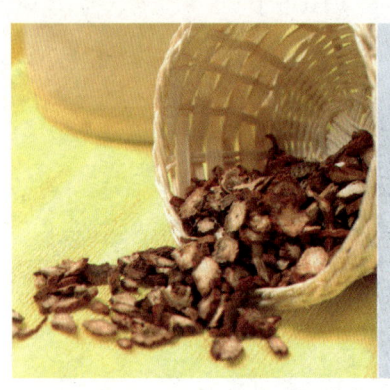

别名
红根、活白根、样乳、紫凡参、赤参、木羊乳、逐马、奔马草

性味归经
味苦，性微寒；归心、心包、肝经。

丹参中含有维生素E等营养成分，对降低血脂、抑制冠脉粥样硬化的形成有很好的疗效。此外，丹参如果用于食疗，还能起到增强机体免疫力、降低血糖、抑制结核杆菌等多种细菌的作用。

保健功效

抑制肝细胞变性、坏死／活血通经／祛瘀／凉血消痛／清心除烦／养血安神／扩张冠状动脉／调节心律／改善微循环

药理作用

丹参能降低急、慢性肝炎损伤，对急性中毒性肝炎有解毒作用，还能使中毒细胞肿胀消退，促进肝细胞再生，从而有效改善肝硬化症状，对慢性肝炎转化成肝硬化具有延缓及阻断作用。

另外，丹参还可起到抑制乙型病毒性肝炎表面抗原的作用，从而实现免疫的双向调节。

国医小课堂

◎丹参不可与藜芦同服。
◎经常出血不止的人不宜服用丹参。

柴胡

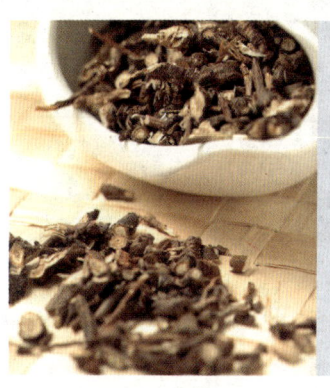

别名

地熏、芑胡、山菜、茹草、柴草

性味归经

味苦、辛，性微寒；归肝、胆经。

柴胡具有疏肝解郁等功效。另外，柴胡如果与龙骨、牡蛎、茯苓等一同煮汤食用，可治疗强烈神经兴奋、失惊、不眠、头痛眼花、心跳等症，尤其对于体质虚弱者有显著作用。

保健功效

疏肝解郁／升举阳气／退热解表／降血脂

药理作用

柴胡适用于邪在少阳、肝气郁结、气虚下陷等症，能抵抗肝炎病毒引起的细胞病变，促进炎症反应消除，抑制和排除肝炎病毒。同时，柴胡还能增加肝内蛋白质的合成，满足蛋白质更新和肝细胞再生的需要，促进肝功能的恢复。另外，柴胡也具有明显抑制纤维增生的作用，可防止肝硬化的发生，并可降低胆固醇，改善脂肪肝。

国医小课堂

柴胡毒性虽小，但不宜大剂量服用，否则会产生强烈的全身倦怠、手足颜面明显发肿、胃肠活动障碍，以及便秘、食欲不振、腹胀等不良症状。

白术

别名
于术

性味归经
味苦、甘，性温，归脾、胃经。

白术药用部位为根茎，其与伏龙肝粉炒，再筛去土，即为土炒白术；炒至黑褐色，即为焦白术。燥湿利水宜用生白术，补气健脾宜用炒白术，健脾止泻宜用焦白术。

保健功效

补脾益肝／燥湿利水／止汗／安胎／治疗寒湿腹泻／益气补肺／宁心安神／渗湿止泻／治疗痛经／减肥

药理作用

白术萃取物对肝损伤有保护作用，可用于治疗肝硬化。白术对于肝腹水症状也有疗效，因为腹水与腹膜孔的吸收功能有密切关系，而白术能调控腹膜孔，所以有显著的消腹水的作用。现代医学认为，白术还可以控制肿瘤细胞的增加，降低肿瘤组织的侵袭风险，从而提高机体抗肿瘤的反应能力，使肝硬化向肝癌发展的概率减小。

国医小课堂

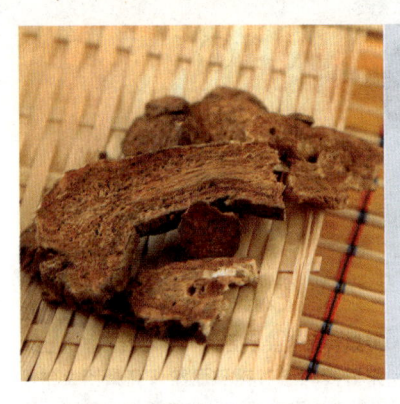

◎津液亏耗、燥渴及阴虚内热者不宜服用白术。
◎白术不宜与桃子、李子、大蒜、土茯苓共服，否则会降低疗效。

当归

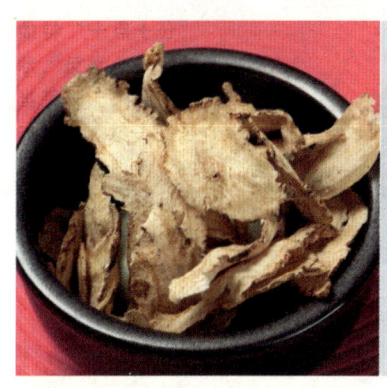

别名
岷当归、秦当归

性味归经
味甘、辛，性温；归肝、心、脾经。

当归入药部位是植物当归的根，当归中含有藁本内酯、当归酮、当归多糖、阿魏酸、维生素A、维生素B_{12}、维生素E及多种氨基酸等，是保健及药用价值极高的中药材。

【 保健功效 】

保护肝脏／调经止痛／润肠通便／温中补血／祛风湿／强筋骨／安神／治疗色素性皮肤病／护发

【 药理作用 】

现代药学研究发现，当归对受毒物影响的肝细胞有抗损伤效果，能保护肝脏，恢复肝糖原的含量，有时甚至可使肝细胞膜恢复正常。因此，对肝病患者具有很好的疗效。

国医小课堂

当归的疗效会随使用部位的不同、煎煮时间的长短而有所差异，如当归头的补血作用最佳；当归身则长于养血；当归尾长于行血；全当归补血活血作用兼具。久煎50分钟左右，可增强子宫收缩；而后下则有益于子宫弛缓，故使用前须注意。

灵芝

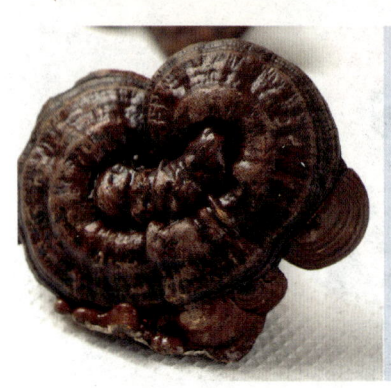

别名
三秀、灵芝草

性味归经
味甘，性平，归肺、心、脾、肾经。

灵芝的药用部位是包含菌盖、菌柄的子实体，是镇静安神的常用药材之一。另外，灵芝能补益气血，适用于久病体虚、体弱乏力、食欲减退等症，是一种滋补强身、扶正培本的珍贵药材。

【保健功效】

养肝护肝／滋阴生津／安神宁心／强化神经系统功能／平衡免疫功能／调节内分泌／治疗甲亢／降血脂／降血糖

【药理作用】

临床治疗中发现，灵芝能减轻中毒性肝炎的损伤，提高肝脏的解毒功能，促进肝脏的再生能力，降低肝脏脂肪蓄积，减轻脂肪肝症状，促进白细胞增加，对细胞免疫及体液免疫均有影响。此外，灵芝用于治疗急性肝炎时，可使黄疸、恶心、食欲不振、腹胀等症状消失。而针对慢性肝炎，可改善患者体虚乏力、肝区疼痛等症状。

国医小课堂

◎每日建议摄取量为10～30克。
◎灵芝以皮壳坚硬，红褐色，菌盖呈淡黄色或金黄色者为最佳。

鳖甲

别名
甲鱼、上甲

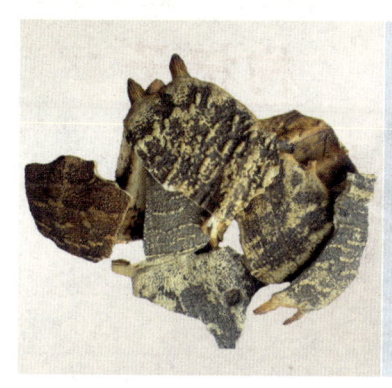

性味归经
味咸，性寒；归肝、肾经。

鳖甲有抑制结缔组织增生和提高免疫力的功能，所以阴虚患者可通过服用鳖甲来提升其抵抗力，并达到滋补肝肾，延长抗体存在时间的目的。据现代药理研究，鳖甲还有提高血浆蛋白含量的功能，适合癌症患者服用，可延长患者的寿命。

保健功效

平肝熄火／滋阴润阳／治疗阳痿／抗疲劳／补肾养阴／治疗甲亢／活血／清肝明目／治疗女性闭经／通经散结

药理作用

鳖甲能平肝熄火、滋肝阴、补肝血，有清肝热之效。而以鳖甲熬制而成的鳖甲胶，内含蛋白质、胶质、维生素等成分，可滋阴散结、强健筋骨，能够除瘀热、散瘀血、消脾肿，对肝硬化、虚劳烦热、腹中结有硬块等都有很好的疗效。

国医小课堂

◎鳖甲是介壳类药物，药力不易煎出，故宜打碎先煎1小时。
◎因鳖甲性寒，故脾胃虚寒、食欲不振、大便稀薄者忌用。

枸杞子

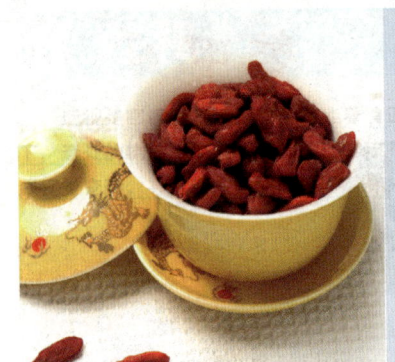

别名
西枸杞、中宁枸杞、山枸杞

性味归经
味甘，性平；归肝、肾、肺经。

枸杞子色鲜红，味香甜，含有甜菜碱、多糖、粗脂肪、粗蛋白、β-胡萝卜素、维生素A、维生素C、维生素B_1、维生素B_2及钙、铁、磷、锌、亚油酸等多种营养成分，是一味常用的补肝益肾中药。

保健功效

养肝明目／补肾益精／强壮筋骨／润肺止咳／提升免疫力／抗衰老／增进造血功能／治疗阳痿／强身健体／降血脂／补心／降血糖

药理作用

枸杞子具有养肝护肝的功效，可以用于治疗肝肾阴虚引起的腰膝酸软、头晕目眩、目昏多泪等病，对于肝肾不足、阴血亏虚引起的面色暗黄、须发早白、失眠多梦等有很好的疗效。另外，中医认为，枸杞子富含多种营养成分，可促进人体血液循环，预防动脉粥样硬化以及脂肪囤积于肝脏引发脂肪肝。

国医小课堂

◎建议成年人每天的用量为20克左右，切忌过量食用。
◎脾胃虚弱、大便稀薄者不宜多食，脾虚有湿及腹泻者忌用。

菊花

别名

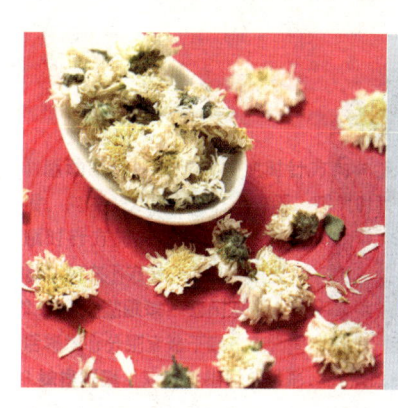

菊华、秋菊、九月菊、日精、九华

性味归经

味辛、甘、苦,性微寒;归肺、肝经。

菊花包括菊苷、腺嘌呤、氨基酸等,对中枢神经有镇静作用,能改善神经性头痛、头晕、失眠、心悸等症状。菊花还能扩张外周血管、降低血压,因此动脉粥样硬化、高脂血症、高血压早期头痛患者,也可多服用菊花。另外,使用菊花枕头有助眠、镇静的功效。

保健功效

清肝明目/清热解毒/化瘀消脂/清凉降压/轻身减肥/降血脂

药理作用

中医研究证明,菊花具有清肝明目、平肝阳、解毒等功效,对于肝病患者来说是很好的保健品。

另外,菊花具有化瘀消脂的功效,可有效消除肝脏上沉积的脂肪,从而起到预防脂肪肝的作用。

国医小课堂

中药用的菊花与野菊花在药性方面具有很大的差异,野菊花有微毒,服用后可引起食欲不振、腹痛、腹泻等不适症状。因此不应混淆服用。

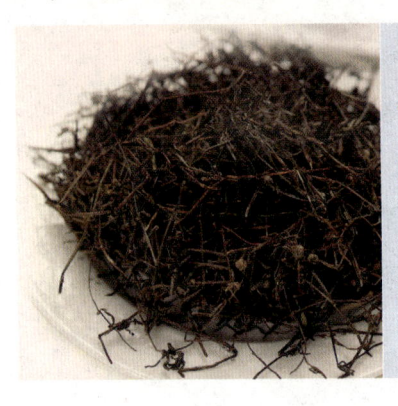

白花蛇舌草

别名

蛇舌草、矮脚白花蛇利草、蛇舌癀、目目生珠草

性味归经

味苦、甘，性温；归心、肝、脾三经。

白花蛇舌草适宜在温暖、湿润的环境下生长，对肺热喘咳、咽喉肿痛、肠痈、疖肿疮疡、毒蛇咬伤等病均有很好的疗效。

【保健功效】

保肝护肝／抗癌／提高免疫力／抗菌消炎／清热解毒／利尿消肿／活血止痛

【药理作用】

白花蛇舌草适用于黄疸、肝炎、肝癌等病的治疗。近代医学研究发现，它对癌细胞有明显的抑制作用，并能增强人体对金黄色葡萄球菌的吞噬功能，还可增强肾上腺皮质功能。另外，白花蛇舌草还有抑制腹水型肝癌的作用，是目前治疗多种恶性肿瘤的常用药物，不过本药材单独使用的情况较少，多半是与其他药材搭配使用。晚期肝癌患者服用含有白花蛇舌草成分的制剂可改善全身症状，提高免疫机能。

国医小课堂

白花蛇舌草多半扭缠成团状，茎纤细而蜷曲，叶细小，就像蛇的舌头一样。颜色为灰绿色或灰棕色，以无泥者为佳。

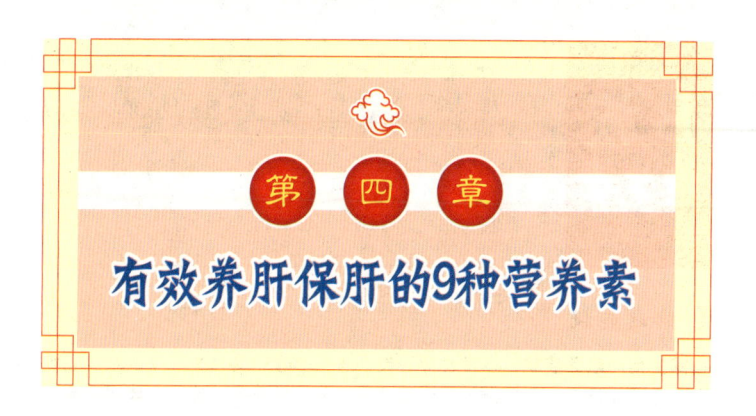

第四章 有效养肝保肝的9种营养素

一般认为,维生素缺乏症是肝脏病变的一种表现形式,之所以这样说,是因为维生素在转化为对人体有益的营养物质之前,必须先要依靠肝脏的代谢功能来完成。也就是说,肝脏功能一旦退化或者出现病变,那么维生素的代谢功能自然就会下降。

需要明确的是,肝脏发生病变并不意味着人体就完全不能吸收到来自维生素的养分,只不过是相对于健康人群而言代谢量减少。因此,适量增加含丰富维生素的蔬菜、水果等食物的食用量,对于肝病患者摄取维生素是有帮助的,只不过这种方法相对来说见效慢,且需要长期坚持。

如果肝病患者每天口服一片复合维生素,就能起到事半功倍的效果。这是因为复合维生素能促进酶的分泌,帮助肝细胞进行正常工作,在肝脏的能量转化代谢中起着不可替代的作用。尽管乙肝携带者没有明显症状,但肝细胞中或多或少都有炎症或病毒,消化和吸收能力较弱,如果不及时补充多种维生素,很可能会造成肝细胞"超负荷"工作,让病毒和炎症有可乘之机,从而变得更加活跃,促使病情恶化。因此,乙肝携带者摄取维生素不能只靠蔬菜、水果,可适当服用些复合维生素片。

B族维生素

B族维生素包括维生素B_1、维生素B_2、维生素B_6、维生素B_{12}等,它们可帮助人体消化蛋白质、糖类,消除体内多余的脂肪,以减轻肝脏负担,同时促进肝细胞再生与成长,从而提高细胞新陈代谢的功能。

缺乏症状

◎**维生素B_1缺乏症状**:多发性神经炎/脚气/心脏受损/呼吸困难/心肌衰竭/消化不良/严重便秘/腹泻/四肢无力或麻痹/疲倦/体弱/食欲不振/心脏血管系统疾病/子宫癌

◎**维生素B_2缺乏症状**:舌头、嘴角与嘴唇干裂

◎**维生素B_6缺乏症状**:皮肤粗糙/皮肤炎/神经炎

◎**维生素B_{12}缺乏症状**:恶性贫血/食欲不振/体弱无力/恶心/呕吐/腹泻/体重减轻/红细胞变大/血色素降低/行走困难/口腔溃疡

保健功效

养肝护肝/治疗神经炎/扩张血管/预防动脉粥样硬化

食物来源

坚果类、五谷类、啤酒酵母、小麦胚芽、菠菜、油菜、草莓、樱桃、柠檬、西瓜、菠萝、柑橘等。

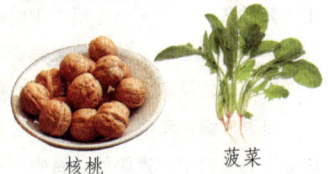

核桃　　菠菜

国医小课堂

◎维生素B_2通常不会单独缺乏,而往往当整个B族维生素都缺乏时,才会出现维生素B_2缺乏症。

◎长期形成的不良饮食习惯、饮酒过量造成酒精中毒、慢性病(如胃溃疡、糖尿病等)等都可能会引起B族维生素的缺乏。因此,肝病患者应合理膳食。

维生素C

维生素C与细胞间胶原蛋白的生长及维持有密切关系，一旦缺乏，血管、黏膜及皮肤等细胞间的结合就会松弛，并出现易出血或皮肤失去光泽等症状。另外，维生素C能破坏病毒的核酸，促进体内攻击病毒的干扰素的制造、提高免疫力，这种干扰素同时也是治疗癌症及病毒性肝炎的特效药。

【缺乏症状】

牙龈出血／皮肤瘀血／皮肤干燥／贫血／骨骼发育不全／致癌

【保健功效】

保肝养肝／促进脂肪代谢／降低胆固醇／减少静脉血栓／有助伤口复原／治疗牙龈出血／加速手术后恢复／增强免疫系统功能／预防维生素C缺乏病／防癌抗癌／预防心血管疾病

【食物来源】

柑橘类、菠萝、草莓、猕猴桃、山楂、西红柿、青椒等。

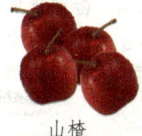

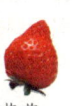

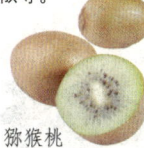

| 山楂 | 草莓 | 猕猴桃 |

国医小课堂

◎维生素C与维生素E一同摄取时，因水溶性的维生素C与脂溶性的维生素E会各自发挥作用，因而能提高抗氧化能力，从而起到预防癌症的作用。

◎肾结石患者合理适量地摄取维生素C，既可以避免加重结石病情，也能起到稳定血压的作用。

◎因维生素C无法储存在体内，故易缺乏；但摄取过量也会出现腹泻、呕吐及尿频等症状。

蛋白质

人体内除了水，占比最多的组成成分就是蛋白质了，约占身体的17%。需要特别指出的是，蛋白质能促进受损肝细胞的再生和修复，建议一般肝炎患者平时多吃些蛋白质含量高的食物。不过，重度肝炎患者则需控制蛋白质的摄入量，应听从医嘱。

【缺乏症状】

肌肉松弛／胸部下垂／孕妇水肿／易长皱纹／影响发育／抵抗力下降／易感冒／疲劳／生殖能力降低／贫血／易衰老／脱发／指甲分叉断裂／伤口不易愈合

【保健功效】

保肝护肝／维持钾、钠平衡／消除水肿／提高免疫力／提供能量／降血压／预防贫血／调节人体酸碱平衡／提高记忆力

【食物来源】

牛奶、鸡蛋、鱼类、牛肉、鸡肉、猪瘦肉、豆浆、豆腐、豆干等。

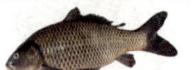

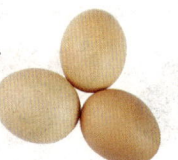

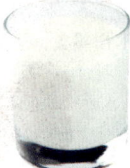

鲤鱼　　　　鸡蛋　　　　牛奶

国医小课堂

◎每千克体重每天需要摄取蛋白质1~1.2克。例如，一个体重为60千克的成年人，一天所需摄入的蛋白质的质量为60~72克。
◎根据蛋白质来源不同，可将其划分为植物性蛋白质和动物性蛋白质。通常，每100克谷类中蛋白质的含量为10克，虽然含量不高，但因谷类是作为主食而被人们食用，食用量大，所以蛋白质的摄入量也能保证。

牛磺酸

临床实验表明，牛磺酸可解除胆汁阻塞，起到利胆、强肝的作用。

另外，牛磺酸是存在于人体内的一种必需氨基酸，它存在于人体所有组织器官中，其总量约占人体体重的0.1%。是人体必不可少的一种营养素，有着维护健康的作用。

【缺乏症状】

易产生疲劳感／引起神经细胞损伤／发生视网膜功能紊乱／导致癫痫

【保健功效】

强肝利胆／解热抗炎／降血压／抗心律不齐／降血糖／松弛骨骼肌／修复角膜／提高免疫力

【食物来源】

动物内脏、墨鱼、章鱼、虾、牡蛎、海螺、蛤蜊、青花鱼、竹荚鱼、沙丁鱼等。

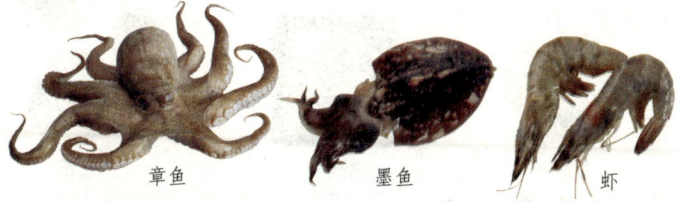

章鱼　　墨鱼　　虾

国医小课堂

◎牛磺酸易溶于水，所以煮鱼类、贝类的汤不要倒掉，应饮用。
◎由于人体本身不能合成牛磺酸，必须通过食物补充，才能满足人体正常生理机能的需要，因此应多吃含牛磺酸的食物。
◎牛磺酸还与胎儿、幼儿的中枢神经及视网膜等发育有密切的关系，一旦缺乏就会引起其神经系统及视力发育不良。

膳食纤维

膳食纤维与脂肪肝的关系甚为密切。现代医学研究和流行病学调查资料表明，膳食纤维对高脂血症、肥胖症、脂肪肝、糖尿病、心血管病等均有显著的预防作用。另外，膳食纤维是一种碳水化合物，只存在于植物细胞和细胞壁中，由于人体缺乏可将其分解的消化酶，所以不会产生热量。

【缺乏症状】

便秘／血脂升高／肥胖

【保健功效】

养肝保肝／降血脂／防治便秘、痔疮／减掉多余脂肪／减缓血糖上升／预防大肠癌

【食物来源】

全麦面包、燕麦、糙米、芋头、西蓝花、韭菜、竹笋、苋菜、白菜、胡萝卜、洋葱、冬瓜、苦瓜、茄子、桃、菠萝、红豆、绿豆等。

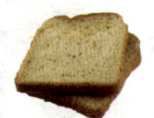

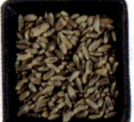

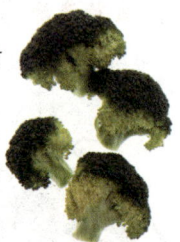

全麦面包　　燕麦　　西蓝花

国医小课堂

◎燕麦含有一种被称为β-聚葡萄糖的可溶性纤维，能在肠内黏性的凝状体中阻止饮食中的胆固醇。因为这种凝状体不会被身体吸收，通过肠道时会带走不需要的胆固醇。另外，燕麦还含有植物皂质的化合物。研究显示，植物皂质似乎能与胆固醇结合在一起，并将其引出体外。

◎建议成年人每日摄入膳食纤维25~35克（约5份蔬果的量）。

硒

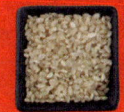

肝炎患者体内普遍缺乏硒元素，导致血液中含硒水平偏低，使免疫功能和抗氧化能力下降。由于病毒在缺硒的情况下，会反复复制和变异，从而使病情加重，而硒元素则具有出色的调节免疫力和抗氧化功能，可以阻断病毒的复制与变异。因此，硒具有显著的保肝和护肝功能，被人们称为"抗肝坏死保护因子"。

缺乏症状

男性性功能障碍／精神萎靡不振／抵抗力下降／心律不齐／心脏扩大

保健功效

保肝护肝／防癌抗癌／活化淋巴系统／扩张血管／降血压／延缓衰老／预防动脉粥样硬化／促进葡萄糖运转／降血糖／增加抗体／预防关节炎

食物来源

小麦胚芽、糙米、燕麦、动物内脏、猪瘦肉、海鲜、大蒜、洋葱、南瓜等。

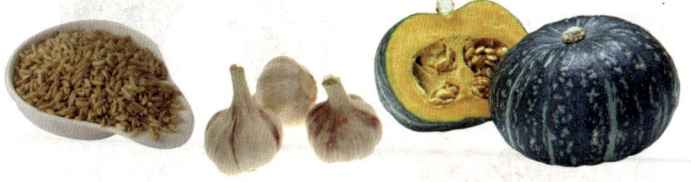

燕麦　　　　大蒜　　　　　南瓜

国医小课堂

◎每天硒的摄取上限是400微克，摄取过量会出现肌肤干燥、脱发、胃肠障碍及呕吐等症状。
◎维生素C会阻碍硒的吸收，应错开两者的食用时间，最好间隔30分钟以上。

生物素

生物素属于水溶性维生素，是许多微生物发育、生长必需的营养素。专家指出，只要摄入一点儿生物素就可以促进脂肪酸的合成，并参与蛋白质、脂肪、碳水化合物的代谢，同时可促进B族维生素的利用，从而有效减轻肝脏负担，所以肝病患者应常吃含生物素的食物。

【缺乏症状】

肌肉胀痛／忧郁／慵懒无力／头皮屑增多／少年白发或斑秃／容易掉发／肤色暗沉／面色发青／皮肤炎

【保健功效】

保肝护肝／帮助脂肪代谢／协助代谢氨基酸及碳水化合物／生发／美肤／预防白发及脱发／减轻湿疹／缓解肌肉疼痛

【食物来源】

黄豆、花生、啤酒酵母、糙米、麦芽、燕麦、菠菜、油菜、小白菜、莴笋、空心菜等。

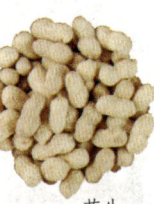

花生　　　　　油菜

国医小课堂

◎单独使用生物素虽有一定的功效，但不能达到最佳效果。而将生物素与维生素A、维生素B_2、维生素B_6、烟酸等配合使用，其功效就可以实现最大化。

◎需大量补充生物素的人群，可以采用服食生物素补充剂的方式来实现。生物素的补充剂是锭剂或胶囊，在服用时应整颗喝水吞服，不可咬碎。此外，使用生物素补充剂时需要遵医嘱，如果没有特别说明时，就应在用餐时或餐后立即服用，以降低其对胃部的刺激。

卵磷脂

卵磷脂是一种生物乳化剂，可将积存在血管壁上的脂肪、胆固醇清除掉，避免多余的胆固醇与脂肪在肝脏中堆积而形成脂肪肝或造成肝硬化。不仅如此，卵磷脂还能修复酒精中毒后的肝脏，提高肝脏的解毒功能。其存在于多种天然动植物食物中，以大豆与蛋黄中含量最丰富。

【缺乏症状】

减缓脂肪代谢／胆固醇浓度升高／高血脂／肥胖／动脉粥样硬化／血压升高／心肌梗死／脑中风／内分泌异常

【保健功效】

保护肝脏／保护心脏／促进大脑发育／增强记忆力／清理血管／降血糖／化解胆结石／促进神经发育／滋润皮肤／预防阿尔茨海默病／缓解心理压力

【食物来源】

瘦肉、鸡蛋、动物肝脏、大豆、花生油、苹果、柳橙等。

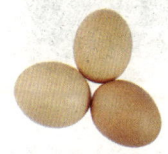

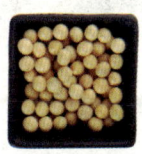

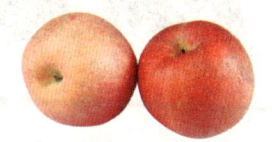

鸡蛋	大豆	苹果

国医小课堂

一般来说，只要饮食均衡就不容易出现卵磷脂缺乏现象，不需要特别补充。需要注意的是，卵磷脂是一种油脂，吃卵磷脂就等于吃油脂，食用过多会使人发胖，所以不能大量长期服用，尤其是脂肪肝患者更应注意。

甲壳素

大部分因肥胖所导致的脂肪肝患者在体重降至标准范围后，脂肪肝的情况就会有所改善。而甲壳素可以吸附食物中的油脂，降低脂质物进入肝脏的量，所以甲壳素可改善高血脂型脂肪肝患者的病情。因此，肥胖者或脂肪肝患者应在日常的饮食中适量增加对甲壳素的摄入。

【缺乏症状】

心律失常／免疫力低下／肥胖／致癌

【保健功效】

保肝养肝／帮助人体代谢毒素／抗菌／抗感染／降血脂／预防动脉粥样硬化／抗病毒／抗肿瘤／抗凝血／抗辐射

【食物来源】

虾、螃蟹、海藻类等。

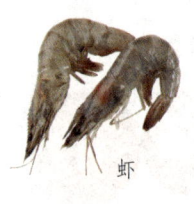

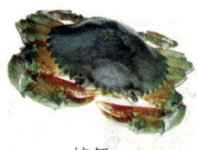

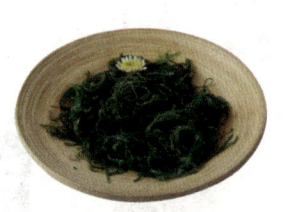

| 虾 | 螃蟹 | 海藻 |

国医小课堂

◎服用甲壳素时，需大量喝水。

◎由于甲壳素具有与油脂结合的特性，可能会影响某些脂溶性维生素的吸收，因此不要将甲壳素与维生素补充剂一起食用。

◎不建议将甲壳素与药物一起服用。

◎虽然甲壳素被认定为非过敏食品，但对甲壳类食物（如螃蟹、虾等）极度过敏者和孕妇、正在哺乳期的女性，建议不要摄取。

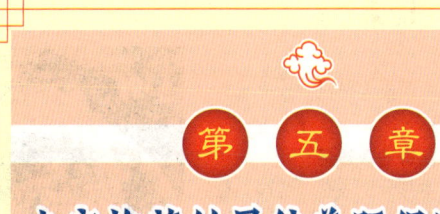

第五章 专家推荐的最佳养肝保肝家常菜

　　肝病患者经常会为饮食问题犯难，因为他们不知道可以吃什么，不可以吃什么。实际上，肝病患者的饮食是有规律可循的，只要牢记高蛋白、高热量、高维生素的饮食原则，从而进行综合营养、合理搭配即可，并没有太多的特殊要求。具体而言，肝病患者在进食前需要谨记以下5件大事：

◎**少吃加工食品**。火腿、香肠等加工食品使用了许多食品添加剂，应减少这类食物的摄入量。

◎**尽可能食用有机栽培的食物**。选择没使用农药或用量较小的果蔬，可以减轻肝脏的负担。

◎**减少食用油炸煎炒食物的次数**。老化、氧化的油脂是肝脏的大敌，即使是新鲜油脂，食用过多也可能会造成脂肪肝。

◎**不要总是吃现成的副食、盒饭**。它们多使用了保鲜剂（防腐剂）等食品添加剂。最好自己做饭吃。如购买此类食品，也要注意挑选添加剂较少的。

◎**果蔬要仔细清洗后再食用**。使用了农药的果蔬应用流动水清洗干净后再吃，以防止表面附着的农药进入口腔。

【金针菇炒双耳】

推荐指数：★★★★

【材料】鲜金针菇200克，水发银耳、水发黑木耳各100克，青豆、胡萝卜各25克，葱适量。

【调料】盐少许、鸡汤、香油各适量。

【做法】1.将银耳和黑木耳分别去蒂，洗净，粗切一下；青豆洗净，用冷水泡发；胡萝卜洗净，去皮，切成长4厘米、火柴棍粗细的丝；葱切成末，备用。

2.油锅烧热，放入葱末，炒出香味，加入黑木耳、银耳、青豆、胡萝卜丝，略炒几下，除去水分后，加入金针菇、盐和鸡汤，翻炒片刻，淋上香油即成。

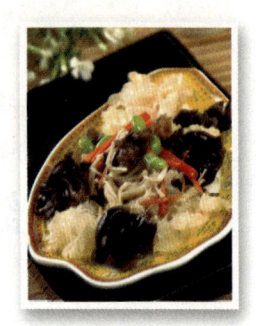

国医小课堂

此菜具有滋阴清热、健胃生津、补肾强心、健脑提神的功效，可有效增加肝病患者的食欲，改善食欲不振的症状，非常适宜肝病患者食用。

【苦瓜藕丝】

推荐指数：★★★★

【材料】苦瓜300克，藕150克，红椒、南瓜各10克。

【调料】盐、白醋、白糖各适量。

【做法】1.将苦瓜洗净，去子，切丝；藕去皮洗净，切丝；南瓜、红椒均洗净，切丝。

2.锅内放水烧沸，倒入苦瓜丝、藕丝、红椒丝、南瓜丝，加些醋，汆烫至断生，捞出备用。

3.油锅烧热后倒入藕丝、苦瓜丝、红椒丝、南瓜丝，加盐、白糖调味，翻炒均匀出锅即成。

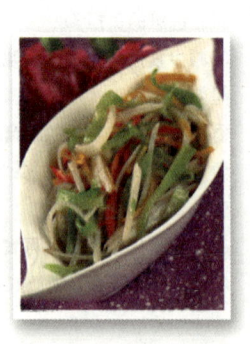

【 鲜蘑焖冬瓜 】

推荐指数：★★★★

【材料】鲜蘑菇150克，冬瓜350克，虾米10克，葱适量。

【调料】盐少许，香油、料酒、鸡汤、水淀粉各适量。

【做法】1.冬瓜去皮切块；鲜蘑菇洗净切片；虾米泡发；葱切段。

2.锅内加水烧沸，放入蘑菇、冬瓜、葱段余烫，捞起备用。

3.油锅烧至六成热时放入虾米爆香，调入料酒，倒入鸡汤，放入冬瓜、蘑菇和葱段翻炒。

4.调入盐，焖至入味后用水淀粉勾芡。

5.最后淋入香油调味，拌匀装盘即成。

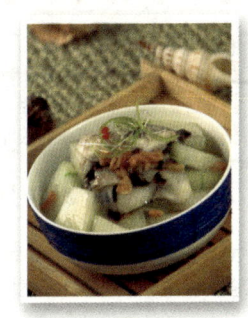

【 薏米百合粥 】

推荐指数：★★★★★

【材料】薏米50克，百合10克，粳米100克。

【调料】红糖30克。

【做法】1.粳米淘洗干净，薏米、百合分别洗净并泡发。

2.在瓦煲内加入清水烧沸，放入粳米、薏米、百合煲2个小时，加入红糖调味即成。

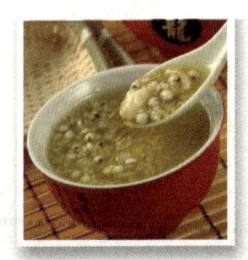

国医小课堂

◎薏米属于主食类，淀粉含量极高，同时其所含的糖类黏性也较大，故不易被人体消化吸收，所以胃肠功能低下者应尽量减少食用量。

◎百合中含有多种营养物质，如矿物质、维生素等，这些物质能促进机体营养代谢，使机体抗疲劳、耐缺氧能力增强，同时能清除体内的有害物质，是肝病患者不可或缺的食补佳品。

【 芦笋拌海带 】

推荐指数：★★★★

【材料】嫩芦笋200克，海带150克，葱适量。

【调料】盐、白醋各适量。

【做法】1.芦笋洗净切段；海带用清水泡发，洗净后切条；葱切碎。

2.锅内加水烧沸，放入芦笋、海带汆烫片刻，捞起晾凉后备用。

3.将处理好的芦笋、海带放在碗或盘中，加入盐、白醋、葱花调味，搅拌均匀即成。

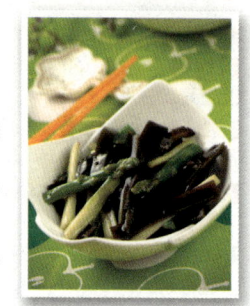

国医小课堂

◎靠近笋尖部的地方宜顺切，下部宜横切，这样烹制时芦笋不但易熟烂，而且更易入味。

◎芦笋具有消除疲劳、增进食欲、调节蛋白质代谢的作用，是肝病患者应常吃的蔬菜之一。

【 海带三丝 】

推荐指数：★★★★

【材料】干熟海带300克，胡萝卜100克，葱丝适量，香菜少许。

【调料】醋、盐各适量，香油少许。

【做法】1.将干熟海带洗净沥干，切成10厘米左右长的细丝；胡萝卜洗净，切成细丝；香菜洗净切段。

2.将海带丝、胡萝卜丝、葱丝放入盘中，加入香菜段及所有调料，拌匀即可。

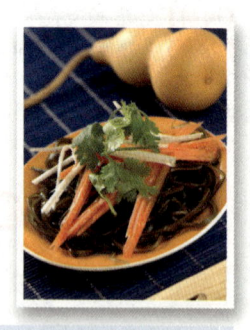

国医小课堂

挑选干海带时，要选带白霜的，这样的海带口感好。

【绿豆南瓜羹】

推荐指数：★★★★★

【材料】南瓜500克，绿豆100克。

【调料】盐少许。

【做法】1. 将南瓜洗净，去皮及瓤，切成2厘米见方的小丁备用。

2. 将绿豆洗净，放入砂锅中，先加入适量清水烧沸，再转小火炖煮1小时备用。

3. 另起锅，加油烧热，先下入南瓜丁略炒，再将其倒入煮绿豆的砂锅中，然后加入盐续煮30分钟即可。

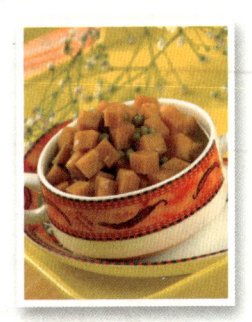

【鱼肉羹】

推荐指数：★★★

【材料】鳕鱼肉200克，水发海参1条，鸡蛋3个，干贝3粒，葱末适量。

【调料】盐、料酒、香油各适量，水淀粉1大匙

【做法】1. 将海参放入沸水中氽烫，切成小块；鳕鱼肉去骨、洗净、切块备用。

2. 将干贝泡软，放入碗中，加入少许葱末和料酒拌匀，放入蒸锅蒸熟，取出晾凉，撕成细丝；鸡蛋取蛋清并打至发泡状备用。

3. 锅置火上，加入适量清水烧开，先放入海参块、鳕鱼块、干贝丝、葱末以中火煮沸，再转小火煮约20分钟，然后用水淀粉勾芡，淋入蛋清，撒葱末，放盐、香油调味即可。

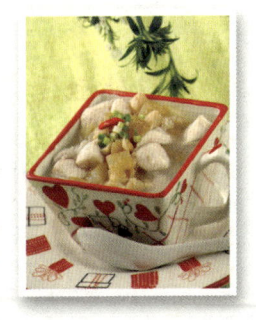

国医小课堂

干贝烹调前应用温水浸泡涨发或用少量清水加料酒、葱隔水蒸软，然后烹制入肴。

【大豆海带汤】

推荐指数: ★★★★★

【材料】泡好的大豆 30 克,水发海带 150 克,猪瘦肉 80 克,葱适量,枸杞子少许。

【调料】盐、猪骨汤各适量。

【做法】1. 海带切成小片;猪瘦肉切片;葱切碎。
2. 油锅烧热,注入猪骨汤,加入泡大豆、水发海带,用中火煮约 5 分钟,再放入猪瘦肉片、枸杞子,调入盐,用大火煮透,撒入葱花,出锅装碗即成。

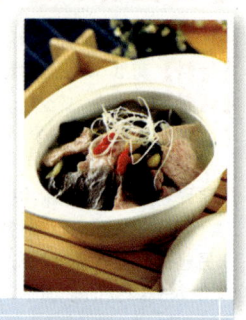

国医小课堂

黄豆不容易煮烂,要先浸泡后再煮,但是天热时容易酸腐,浸泡时注意换水。另外,烹制黄豆时一定要先用小火煲烂。

【莲枣猪血汤】

推荐指数: ★★★★

【材料】猪血 100 克,红枣 70 克,莲子 60 克,枸杞子适量。

【调料】白糖 1 大匙,盐少许。

【做法】1. 猪血洗净,切块,氽汤后捞出备用;红枣洗净,去核;莲子去心,洗净;枸杞子洗净。
2. 将红枣、莲子一同放入锅中,加适量水以小火煮 25 分钟,放入猪血、枸杞子、白糖、盐再煮 3～5 分钟即可。

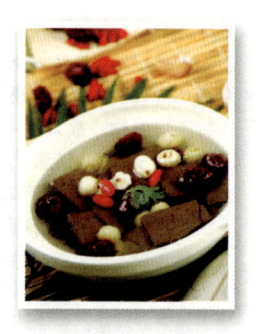

国医小课堂

◎ 猪血表面脏污部分要去除、洗净。
◎ 汤中再加些蜂蜜会更好,有滋阴保肝的作用,但要等汤晾凉一些再加入,否则高温会破坏蜂蜜所含的营养。

【 南瓜粥 】

推荐指数：★★★★

【材料】南瓜400克，粳米50克，葱少许。

【调料】盐、香油各适量。

【做法】1. 粳米淘洗干净；葱切碎；南瓜洗净去皮，切碎。

2. 瓦煲内注入适量清水烧沸，放入南瓜和粳米煮1小时左右，加入盐、香油进行调味，再撒入葱花即成。

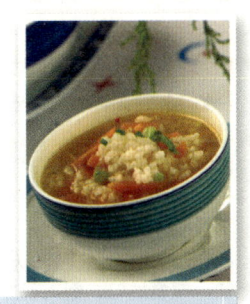

国医小课堂

肝病患者常常伴有脾胃功能失调的症状，而南瓜能帮助胃肠蠕动，促进消化，因此此粥是肝病患者居家调养的佳品。

【 玉米粉粥 】

推荐指数：★★★★★

【材料】玉米粉50克，粳米60克，葱适量。

【调料】盐适量。

【做法】1. 将粳米用清水淘洗干净，除去杂质后放入铝锅内；玉米粉放入大碗中，加冷水调稀，倒入粳米锅内，再加适量水；葱洗净，切末备用。

2. 将盛有粳米和玉米粉的铝锅置大火上熬煮，边煮边搅动，防止煳锅，快熟时加葱末、盐调味即成。

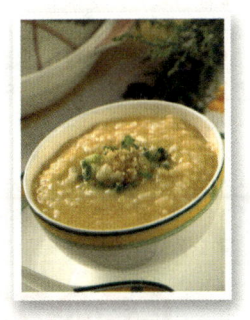

国医小课堂

玉米粉中的纤维素可加速肠胃蠕动、促进消化，是肝病患者健脾养胃的可选食材。

【 酱炒苦瓜 】

推荐指数: ★★★

【材料】苦瓜350克。

【调料】盐少许,甜面酱1小匙,白糖1小匙,鲜汤适量。

【做法】1.将苦瓜切去两端尖细部分,一剖两半,挖出瓤,用水洗净,再切成长4厘米、宽1厘米的条。

2.油锅烧至六成热时,放入甜面酱炒香后,放入盐、白糖炒匀,倒入苦瓜条,炒至稍软,沾满酱汁时,淋入少许鲜汤,加盖,继续焖烧2~3分钟即可。

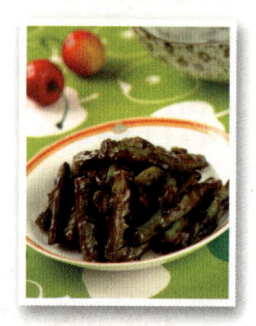

【 香菇荞麦面 】

推荐指数: ★★★★★

【材料】荞麦面条150克,水发香菇50克,葱适量。

【调料】盐、香油各适量。

【做法】1.把葱洗净,切末,并放入碗中,再加入适量盐、香油调匀。

2.将水发香菇去蒂洗净,切成片,放入沸水中氽烫数分钟,捞出,放入碗中备用。

3.锅中加水烧沸,下入荞麦面条煮熟,捞入烫熟香菇片的碗中,倒入调好的料汁即可。

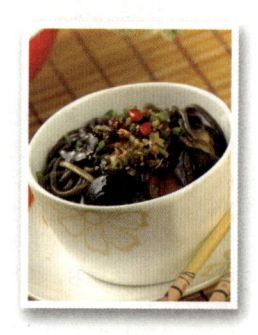

国医小课堂

香菇蛋白质中氨基酸多达18种,含人体必需的8种氨基酸中的7种。另外,香菇还含有大量的谷氨酸,多种维生素以及蛋白质等,被称为"维生素的宝库"。同时,香菇脂肪中含有大量的亚麻油酸以及大量钙、铁等造血物质,可见,香菇是肝病患者理想的食补佳品。

第六章 从头到脚的按摩自疗

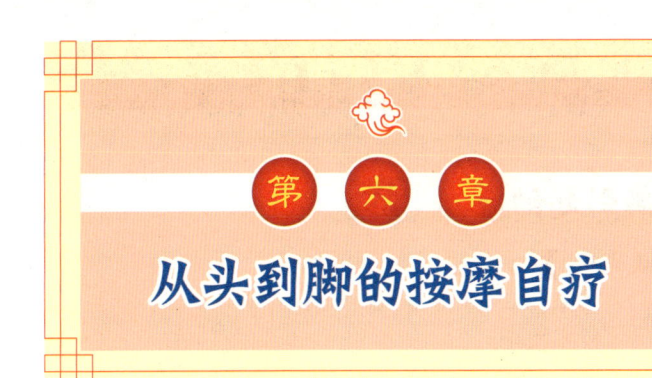

在按摩过程中，可能会出现各种各样意想不到的情况，这时需要按摩者能够随机应变，妥当处理，以免给患者造成不必要的伤害。按摩时如果出现下列异常情况，应该遵照以下方法处理：

◎**晕厥**。被按摩者晕厥一是因为其身体虚弱或者过度疲劳、饥饿；二是因为按摩者手法太重或者按摩时间太长。出现这种情况时，应立即停止按摩，将患者安置到通风处，喂食白开水或糖水，过一段时间后，被按摩者就会好转。若是遇见晕厥较严重的患者，可以掐人中、按足三里、捏合谷等，以促使其苏醒。

◎**皮肤破损**。当用擦法、摩法、揉法时，经常会使患者皮肤受到损伤，遇到这种情况，应立即停止按摩，给破损皮肤进行消毒处理。

◎**骨折**。这种情况并不多见，但若是患者感觉不适，也应立即去医院检查，以免贻误病情。

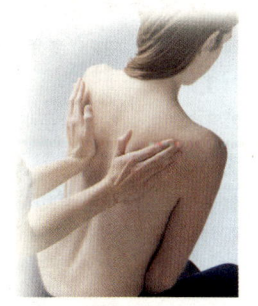

按摩要讲求正确的方法，这样出现不适的概率就会降低。

身体按摩自疗

肝病引起的便秘 身体按摩

【特效穴位】

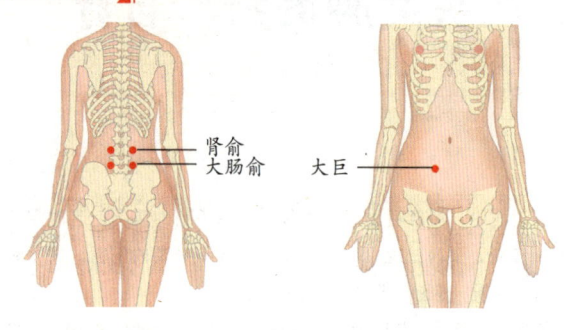

肾俞
大肠俞
大巨

【按摩手法】

1. 患者俯卧，按摩者用双手拇指指腹为患者按压肾俞，每次2分钟左右（图①）。

2. 患者俯卧，按摩者用拇指指腹为患者按揉大肠俞，每次5分钟左右，以患者感觉酸胀为宜（图②）。

3. 患者仰卧，按摩者用双手手指指端为患者按揉大巨，并做环状运动。每次3分钟左右，每日2次（图③）。

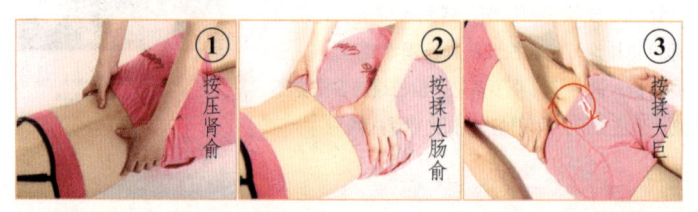

① 按压肾俞
② 按压大肠俞
③ 按揉大巨

慢性肝炎 身体按摩

【特效穴位】

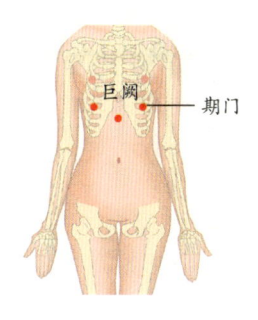

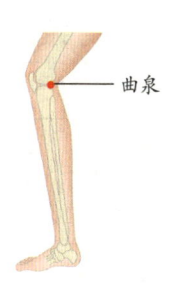

巨阙　期门　曲泉

【按摩手法】

1. 用拇指指端按压期门，并且做环状运动。每日2次，每次2分钟（图①）。
2. 用拇指指腹按压巨阙，并做环状运动，力度要适中（图②）。
3. 用食指指腹端按压曲泉，并做环状运动。每日2次，每次3分钟左右（图③）。

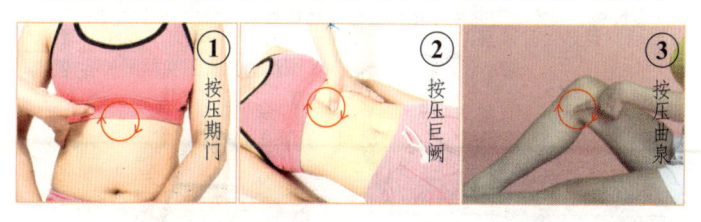

① 按压期门
② 按压巨阙
③ 按压曲泉

国医小课堂

肝病患者心理调适

肝病患者应保持心情舒畅，增强战胜疾病的信心，克服精神压力，积极主动地配合治疗。还应保持乐观心态，做到心胸开朗，避免精神过度紧张，尤其要戒悲、止怒。

肝病引起的食欲不振 身体按摩

【 特效穴位 】

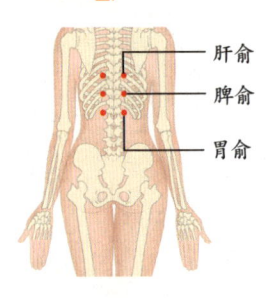

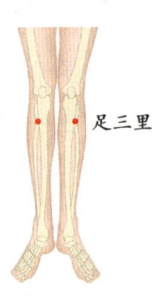

肝俞
脾俞
胃俞

足三里

【 按摩手法 】

1. 用手指指腹端垂直用力按压足三里，或者手掌打开，握住腿部，用拇指按压此穴，力度应稍大。每日2次，每次5分钟左右（图①）。
2. 患者俯卧，按摩者用两手拇指指腹端按、揉压脾俞，每次2分钟左右（图②）。
3. 患者俯卧，按摩者用双手拇指指腹按、揉压肝俞，每次2分钟左右（图③）。
4. 患者卧位，按摩者用两手手指指腹按、揉压胃俞。每次2分钟左右。

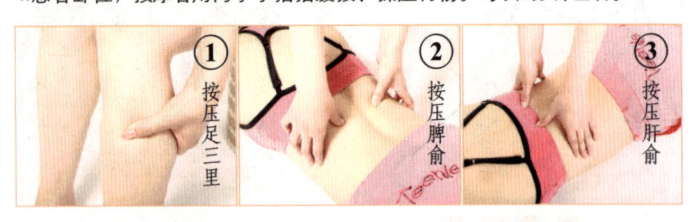

① 按压足三里
② 按压脾俞
③ 按压肝俞

国医小课堂

肝病患者防止病从口入

肝病患者在日常生活中应注意保持口腔和皮肤清洁，勤刷牙，常洗澡，防止口腔黏膜及牙龈溃烂和化脓性皮肤病，从而加重身体不适。

肝病引起的肥胖、食欲过盛

身体按摩

【 特效穴位 】

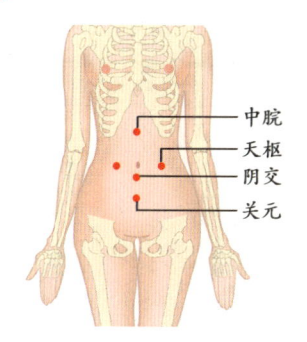

- 中脘
- 天枢
- 阴交
- 关元

【 按摩手法 】

1. 用手指指腹按、揉压阴交，并做环状运动，力度要适中，可反复操作（图①）。

2. 用手指指腹按压中脘，力度要稍轻些，因为力度太大会压伤患者腹内的脏器（图②）。

3. 用手指指腹按、揉压关元，做环状运动。力度要稍重些，可反复操作，每次3分钟左右（图③）。

4. 用双手拇指指腹按压天枢，并做由内向外运动。力度要轻，每次3分钟左右，每日2次（图④）。

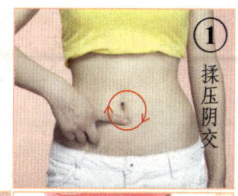

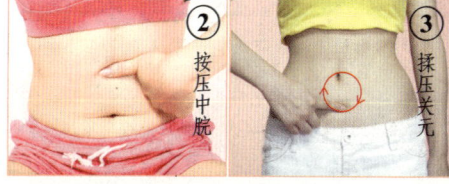

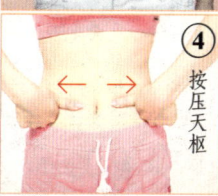

① 揉压阴交
② 按压中脘
③ 揉压关元
④ 按压天枢

肝病引起的宿醉

身体按摩

【特效穴位】

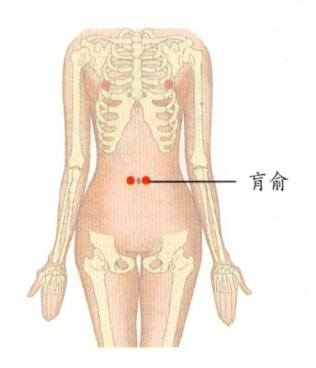

肓俞

【按摩手法】

用手指指腹垂直按压肓俞，最好是在患者吸气腹部下陷时进行按摩。每日2次，每次3分钟（右图）。

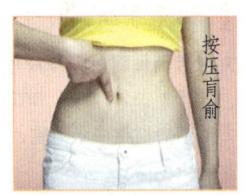

按压肓俞

国医小课堂

按摩的注意事项

◎按摩时，一定要注意按摩部位与按摩手法、被按摩者的个体差异、按摩力度之间的关系。比如，按摩腰臀部力度可大些，按摩前胸、腹部力度要小些，给青壮年按摩力度可大些，给老年人、儿童按摩力度要小些。

◎对腰部肾区进行按摩时不宜用拍法、击打法，以免损伤肾脏。

◎每次按摩时间不宜过长，每日一次，12日为一个疗程。

◎按摩后要注意适当休息，被按摩者不可立即洗澡。

◎按摩时，被按摩者容易入睡，应事先准备毛巾被盖好，以防着凉。

手部按摩自疗

保养肝脏 手部按摩

【 特效穴位 】

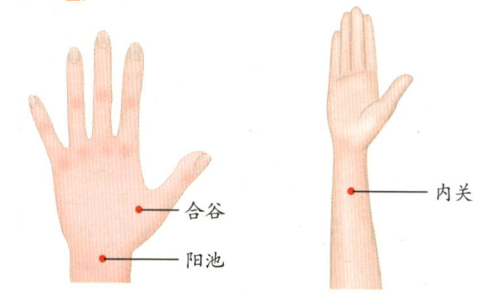

合谷
阳池
内关

【 按摩手法 】

1.用汤匙轻轻按揉左手手腕的阳池穴,然后再换另外一只手,用同样的方法按揉右手阳池穴,通过这样的刺激可传达至第七颈椎,从而起到保养肝脏的作用。按摩2~3分钟为宜(图①)。

2.按摩者一手抓握患者的右手,另一手中指指腹点压于患者右手的内关穴,缓慢轻揉50~60次,接着再换手按压2~3分钟即可。在用拇指紧紧按压内关穴的同时患者要不断吐气,直到酸麻胀痛的感觉上窜为止,约需3分钟(图②、图③)。

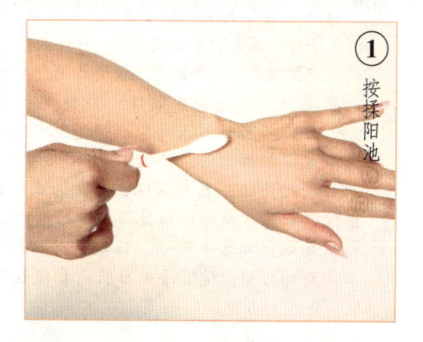

① 按揉阳池

81

3. 按摩者以右手食指第二指关节和大拇指指腹一上一下放在患者合谷处按压，按10次后换右手按压患者左手合谷穴，同样按10次后再换手，如此重复10次。1次5~10分钟，每天按压次数不限（图④）。

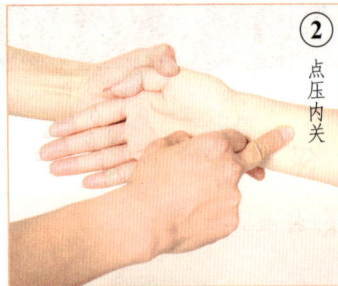

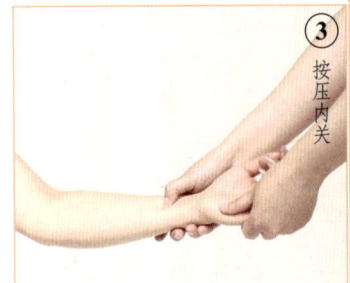

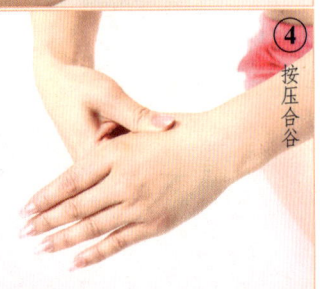

② 点压内关

③ 按压内关

④ 按压合谷

国医小课堂

按摩时的常用介质

◎滑石粉或痱子粉：具有清凉止痒、祛湿养肤的作用，适用于易出汗体质者或夏天天热汗多者。

◎凡士林：具有润滑肌肤、减少摩擦的作用，适用于穴位及脚底按摩。

◎鲜奶按摩膏：具有润滑肌肤的作用，适宜给皮肤干燥者按摩时使用。

◎生姜汁：生姜捣烂取汁，或将生姜片浸入75%浓度的酒精中泡5~7日，具有散寒理气、温经通脉的作用，适宜给感受风寒及寒凝气滞者按摩时使用。

◎白酒或药酒：具有温经止痛、活血通络的作用，适宜给跌打损伤所致的红肿疼痛等外伤性疾病者按摩时使用。

◎红花油：内含冬青油、红花、薄荷脑等中药，具有通经活络、活血止痛的作用，适宜给关节肌肉扭伤或跌打损伤者按摩时使用。

慢性肝炎 手部按摩

【特效穴位】

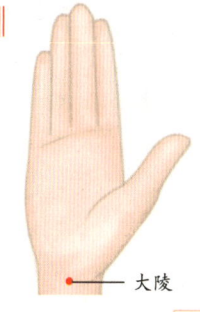

—— 大陵

【按摩手法】

拇指弯曲，用手指指端用力按压大陵穴。每次2分钟左右，每日2次（右图）。

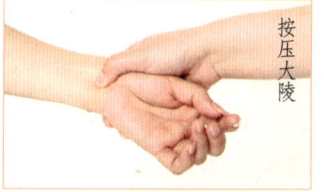

按压大陵

国医小课堂

慢性肝炎患者保养心经

◎重视出现黄疸加深时的危害性。一旦出现黄疸，就意味着肝细胞出现了坏死的现象。因此，慢性肝炎患者出现黄疸时应及时卧床休息并尽快到医院就医。

◎忌酒。酒精对肝脏的损害十分严重，不但会使病情加重，而且还会影响抗病毒药物的治疗效果。

◎休息和营养摄入要适度。过度的休息和超量的营养摄入，会导致营养过剩，引发脂肪肝和其他疾病。

◎少用药，忌滥用药。

◎服用药物要遵医嘱，并坚持按时服药。

◎慢性肝炎的治疗时间一般比较长，所以肝病患者应树立信心，积极配合治疗。

肝病引起的便秘 手部按摩

【特效穴位】

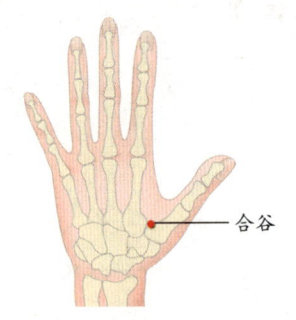

合谷

按压合谷

【按摩手法】

用拇指指端按压合谷穴。每次2分钟左右为宜,每日2次。注意力度要适中(右图)。

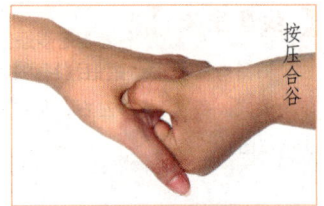

国医小课堂

缓解便秘的小提醒

◎调整饮食。戒烟、戒酒,少吃或者不吃刺激性食物。多吃一些富含膳食纤维的食物,青年人多吃绿叶蔬菜,老年人宜适当增加粗纤维类食品的摄入。

◎注意养成经常定时排便的习惯。纠正不良的排便习惯,如经常强忍便意、坐在坐便器上看书或者看报、长期服用泻剂等。养成良好的习惯可以让肠道蠕动有规律。

◎养成良好的生活习惯。生活起居要有规律,积极参加体育活动,保持乐观的心态,这些都有助于改善消化道的功能。

◎长期卧床者,可用手按摩腹部,以促进肠胃蠕动,改善便秘状况。

肝病引起的全身倦怠 〔手部按摩〕

【特效穴位】

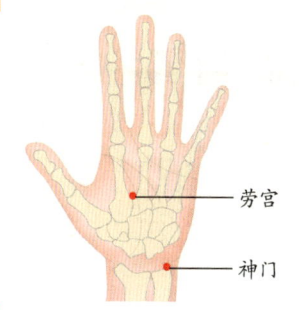

- 劳宫
- 神门

【按摩手法】

1. 患者左手拇指弯曲,用食指指腹用力按压右手的劳宫穴,双手交替按摩。每次5分钟左右,每日2次(图①)。
2. 用拇指指腹按压神门穴。每次3分钟左右,每日2次。注意力度要适中(图②)。

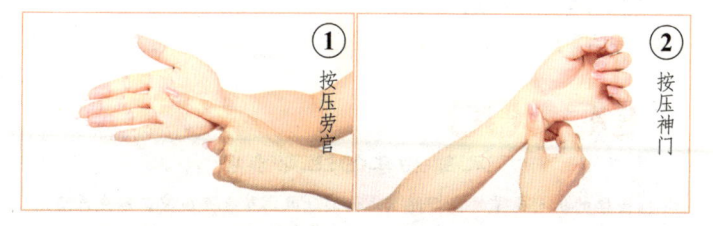

① 按压劳宫

② 按压神门

国医小课堂

肝病引发的全身倦怠缓解技巧

◎注意起居规律。早睡早起,不要熬夜。
◎加强锻炼,增强体质。
◎戒烟、戒酒,改掉不良习惯。

足部按摩自疗

肝病引起的宿醉 足部按摩

【 特效穴位 】

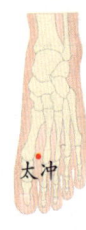

太冲

【 按摩手法 】

用按摩棒揉捻太冲穴,以患者感觉酸胀为宜。每日2次,每次3分钟左右(右图)。

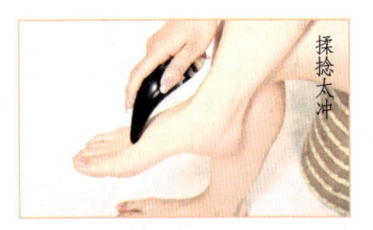

揉捻太冲

国医小课堂

足部按摩的注意事项

◎按摩的房间要保持良好的空气流通,且温度也要适宜,以免患者受风着凉,夏天按摩时不可用风扇吹患者的双足。

◎按摩前,患者要洗净双足,剪短趾甲,以防损伤皮肤及交叉感染。

◎饭前半小时及饭后1小时内不宜做足部按摩。

◎若因手法不当引起局部红肿、瘀血,可涂一些红花油或樟脑酊等,待局部恢复正常后再进行按摩。

◎每个人的足部特征不同,因此需要根据个人情况,找准反射区,按摩的施力方向要正确,力度要适宜,均匀并有渗透感。

脂肪肝 足部按摩

【特效穴位】

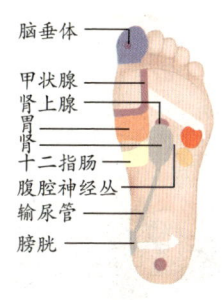

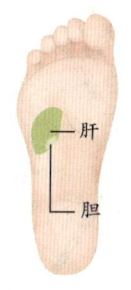

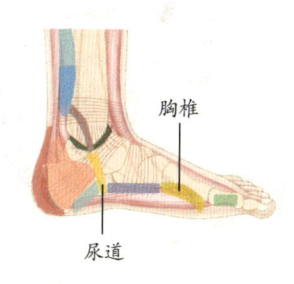

脑垂体
甲状腺
肾上腺
胃
肾
十二指肠
腹腔神经丛
输尿管
膀胱

肝
胆

胸椎
尿道

【按摩手法】

1.按揉肝、胆反射区各50次,按摩力度以患者感到局部胀痛为宜(图①)。

2.推按肾、输尿管、尿道反射区,反复操作5次,由足趾向足跟方向推按(图②)。

3.点按十二指肠、甲状腺、腹腔神经丛反射区各20次,按摩力度以局部胀痛为宜(图③、图④)。

4.扣指法按揉脑垂体反射区,按揉约50次,逐渐用力,以局部有胀痛感为最佳(图⑤)。

5.依次推按肾上腺、膀胱反射区各2分钟(图⑥)。

6.用铅笔向足跟方向推压胸椎反射区,反复操作5~10次(图⑦)。

7.用食指、中指指关节压刮胃反射区30次,以患者能耐受为度(图⑧)。

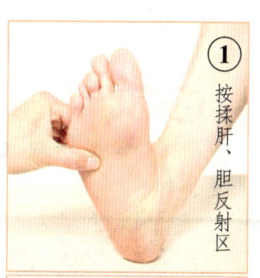

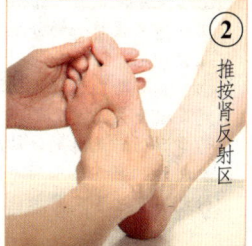

① 按揉肝、胆反射区

② 推按肾反射区

③ 点按甲状腺反射区

④ 点按腹腔神经丛反射区

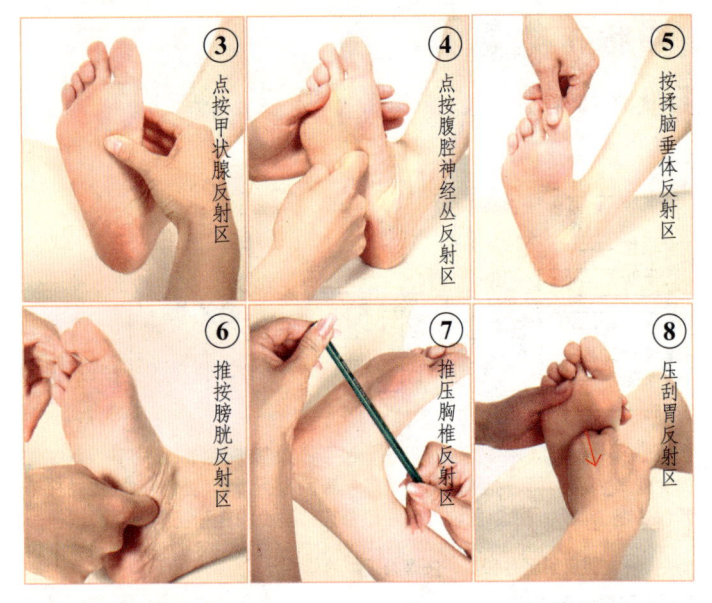

⑤ 按揉脑垂体反射区

⑥ 推按膀胱反射区

⑦ 推压胸椎反射区

⑧ 压刮胃反射区

国医小课堂

脂肪肝患者自我保养注意事项

◎绝对不饮酒。
◎喜欢喝牛奶的患者，应选用脱脂牛奶或酸奶。
◎不吃动物油脂，植物油的摄入总量也不超过20克／日。
◎每天坚持食用新鲜的绿色蔬菜，但是总量以500克／日为宜。
◎以水果代替一部分主食，如果一天吃一个苹果，相应的就要减少主食50克。
◎多食有降脂功能的食物，如燕麦、小米等粗粮，黑木耳、海带、发菜以及菜花等蔬菜。
◎当脂肪肝患者的肝功能出现异常或者转氨酶升高时，一定要去医院就诊，并在医生指导下服用降脂药、降酶药物和鱼油类保健品，但也不宜过多服用。

头面部按摩自疗

慢性肝炎 头面部按摩

【 特效穴位 】

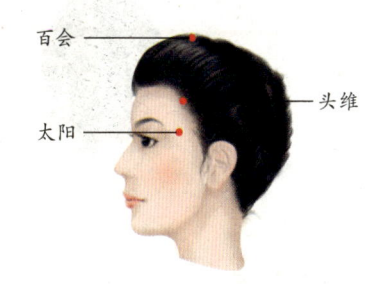

百会 —— 头维 —— 太阳

【 按摩手法 】

慢性肝炎患者可用双手手指点按太阳、头维、百会等穴位15~30分钟,对肝病有辅助治疗作用,尤其有利于慢性肝炎患者顺利入眠。(图①、图②、图③)。

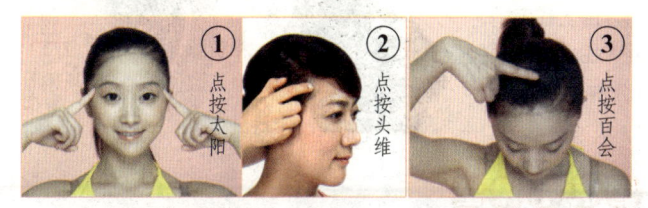

① 点按太阳 ② 点按头维 ③ 点按百会

国医小课堂

慢性肝炎患者宜进行适当锻炼

除了进行药物和按摩治疗,慢性肝炎患者还应适当地进行体育锻炼,这有助于提高慢性肝炎患者的中枢神经系统张力,从而有助于改善其大脑皮层和植物神经系统对肝脏的调节功能,有助于肝功能的恢复。为此,专家建议,慢性肝病患者在身体条件允许的条件下可以适当打太极、跑步等。

肝病引起的宿醉 _{头面部按摩}

【 特效穴位 】

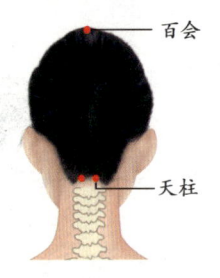

- 百会
- 天柱

【 按摩手法 】

1．可用拇指按压百会穴，也可以两手手指重叠按压百会穴，每次按揉2分钟左右（图①）。

2．用两手手指指腹按压天柱穴，由上往下，或者由下往上，每次按摩2分钟左右即可（图②）。

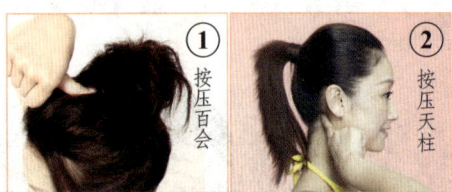

① 按压百会
② 按压天柱

国医小课堂

按摩的要领

通过正确的手法进行按摩，可以取得消除疲劳或解除一些常见疾病的效果，但如果按摩方法不正规，则会导致病情加重。严格按照"实者泻之、虚者补之"的补泻原则，对体质较好的患者可采用较强（泻法）的刺激手法；对病重体弱的患者用弱（补法）的刺激手法。按摩的动作之间间隔的时间较短，即刺激频率相对加快，刺激作用就较强。在按摩时，频率较快的刺激更能引起中枢的兴奋，比频率较慢的刺激更能引起生命指征的有效变化。

肝病引起的全身倦怠 头面部按摩

【特效穴位】

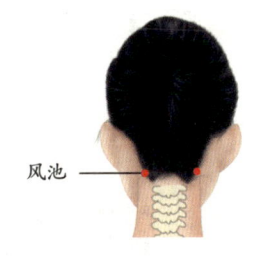

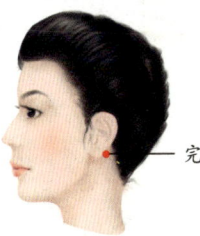

风池　　　　　　　　　　完骨

【按摩手法】

1. 用两手掌包住头部，五指张开，用手指按、揉压完骨穴，做由下往上的运动。同时手掌摩擦颈部，每日2次，每次2分钟（图①）。

2. 患者取坐位，按摩者用手指指腹按压、推拿风池。按压力度要适中，每次1分钟，以患者产生酸胀感为宜（图②）。

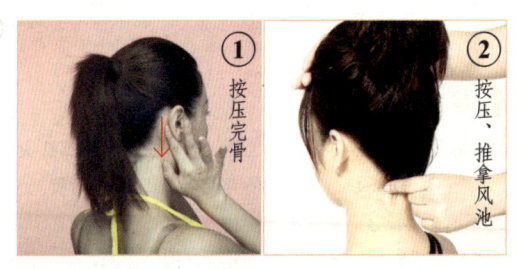

① 按压完骨

② 按压、推拿风池

国医小课堂

可缓解倦怠的头部按摩小动作

◎ 两手手指分开，虎口相对，指尖紧贴头皮，由前额上缘发际开始，逐渐向后做来回梳抓动作，持续5分钟。

◎ 两手指尖由前额两侧发际开始，逐渐向外侧、向后做来回梳抓动作，持续5分钟。

耳部按摩自疗

脂肪肝 耳部按摩

【 特效穴位 】

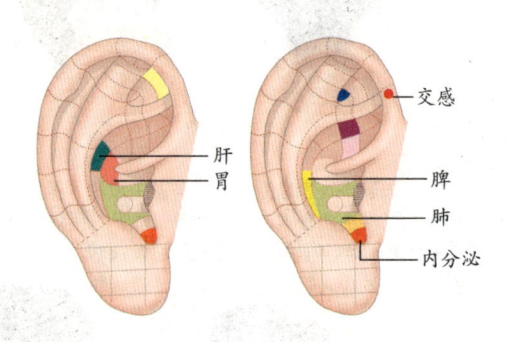

交感
肝
胃
脾
肺
内分泌

【 按摩手法 】

1. 清洁耳部，揉捏耳郭，由上至下5~6次，至局部红润为止（图①）。
2. 点掐胃、脾、肺、肝反射区各10次，以可以耐受为度，双耳交替进行或用莱菔子等贴压，效果更佳（图②）。
3. 提捏交感部1~2分钟，在可耐受范围内逐渐加力，重复按摩3~6次。
4. 点按内分泌反射区10次，至耳部有热感即止（图③）。
5. 反复轻揉上述各穴3~6次，力度由轻至重，双耳交替进行按摩。

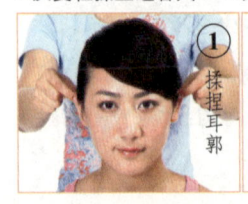

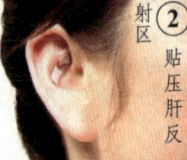

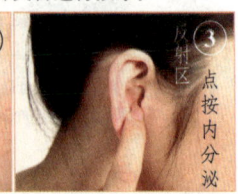

① 揉捏耳郭
② 贴压肝反射区
③ 点按内分泌反射区